中国人应该这样治
糖尿病

北京中医药大学东直门医院首席专家　　　赵进喜◎著

U0389489

吉林科学技术出版社

图书在版编目（CIP）数据

中国人应该这样治糖尿病 / 赵进喜著. －长春：
吉林科学技术出版社，2018.6
ISBN 978-7-5578-2809-7

Ⅰ．①中… Ⅱ．①赵… Ⅲ．①糖尿病－防治 Ⅳ.
①R587.1

中国版本图书馆CIP数据核字(2017)第184217号

中国人应该这样治糖尿病

Zhongguoren Yinggai Zheyang Zhi Tangniaobing

著　　赵进喜
出 版 人　李　梁
责任编辑　孟　波　端金香　杨超然
封面设计　长春创意广告图文制作有限责任公司
制　　版　长春创意广告图文制作有限责任公司
开　　本　710 mm×1 000 mm　1/16
字　　数　240千字
印　　张　12
印　　数　1-7 000册
版　　次　2018年6月第1版
印　　次　2018年6月第1次印刷

出　　版　吉林科学技术出版社
发　　行　吉林科学技术出版社
地　　址　长春市人民大街4646号
邮　　编　130021
发行部电话/传真　0431-85635176　85651759　85635177　85651628　85652585
储运部电话　0431-86059116
编辑部电话　0431-85610611
网　　址　www.jlstp.net
印　　刷　长春新华印刷集团有限公司

书　　号　ISBN 978-7-5578-2809-7
定　　价　45.00元

∞ 序 ∞

　　曾几何时，在我们的身边，亲朋好友当中，随处可见糖尿病患者，难免让人"谈糖色变"。根据国际糖尿病联盟（IDF）调查数据，中国20～79岁人群中糖尿病患者超过1亿，约占全球糖尿病患者总数的1/4。中国已经是全世界第一糖尿病大国，而且近年患病率仍在逐年提高。

　　我国先后开展了多次糖尿病流行病学调查：1980年开展的14省市30万全龄人口调查显示，糖尿病患病率仅为0.67%；1994年涉及19省市约21万人口的第2次糖尿病普查，发现患病率上升至2.28%；1996年对11省市人口的糖尿病抽样调查显示患病率为3.62%；2002年的调查发现，我国城市糖尿病患病率约4.5%，农村为1.8%，大城市患病率升高幅度较中小城市、农村地区显著；2010年，全国31省市18岁以上9万余人口的糖尿病调查显示，糖尿病患病率已高达9.65%，城市与农村，尤其是东部，已经差别不大。为什么短短的数十年间，糖尿病就出现了暴发流行的态势？我们应该怎么去积极应对？

　　其实，糖尿病是由遗传和环境因素共同引起的以糖代谢紊乱为主要表现的临床综合征，是因胰岛素分泌缺乏及（或）胰岛素作用障碍引起糖类、脂肪、蛋白质等代谢紊乱。糖尿病患病率升高与生活水平提高、营养物质摄入增加、工作节奏加快、不健康生活习惯增加等多方面因素相关。

　　应该指出的是，糖尿病发病可不仅仅是高血糖的问题。糖尿病患者血糖控制不良，病情严重的可发生酮症酸中毒、高渗性高血糖状态等急性并发症；若长期血糖升高，还可导致心、脑、肾、眼底、足等多部位的慢性血管神经并发症，损害组织、器官，脏器功能发生障碍，甚至衰竭，成为患者致死、致残的重要原因。2010年的一项研究估测，全球每年死于糖尿病的人数就高达396万。

糖尿病患者占用了很大一部分社会公共卫生医疗资源，甚至超过高血压、脑卒中和心肌梗死等疾病占用资源的总和。中华医学会糖尿病学分会（CDS）在2007—2008年开展的糖尿病经济负担调查发现，与血糖正常的人群相比，糖尿病患者住院的天数增加了1倍，就诊次数增加了2.5倍，医疗花费增加了2.4倍。病程超过10年的糖尿病患者与病程5年之内者相比，医疗费用增加了近3倍。世界卫生组织（WHO）预测，到2025年，中国2型糖尿病患者将超过1.3亿，而用于这部分疾病管理的费用将占到医疗总开支的40%。防治糖尿病的任务日趋艰巨和紧迫。

怎么办？我们还需要向老祖宗寻求帮助！中国是认识糖尿病最早的国家之一。早在古老的《黄帝内经》一书中，就有"脾瘅""消渴""消瘅"等相关论述。东汉医圣张仲景的《金匮要略》更有专篇论述，认为消渴病为脾胃肝肾同病。其后历代医家薪火相传，在中医药防治糖尿病及其并发症（包括饮食药膳、针灸推拿等）方面积累了丰富的经验，值得后人认真总结并在实践中推广应用。

基于此，我以多年临床经验为基础编写了此书，采用通俗易懂的语言，向各位读者介绍中医对糖尿病病因、病机的认识与辨证治疗的思路，并基于糖尿病及其并发症防治实际，对主食的合理调整、蔬菜水果的合理搭配、鱼肉蛋奶的适当摄入，以及切合实际的推拿按摩方法进行了详细论述，相信会为糖尿病患者日常调护带来帮助。衷心希望通过阅读本书，糖尿病前期患者能避免罹患糖尿病，糖尿病患者能不得并发症，糖尿病并发症患者能防止并发症病程发展，让所有人可以免受糖尿病之苦！

赵进喜

2017年7月8日于北京

目录
Contents

第一章

中医是如何理解糖尿病的/1

1.消渴的病机都是热伤气阴吗 2

2.认识消渴的常见类型 5

3.三多一少，糖尿病患者的典型症状 8

4.肥胖、痰湿、瘀滞、化热，为糖尿病埋下种子 10

5.膏人、脂人、肉人，人人都很危险 13

6.向心型肥胖者离糖尿病更近 15

7.糖尿病的自然病程——脾瘅、消渴、消瘅 18

8.望舌诊法，中医特色很突出 21

第二章

得了糖尿病，别着急，绝对有救/23

1.血糖从哪里来？又去向何方 24

2.降糖要在稳中求降 26

3.中医防治糖尿病的原则 ·············· 29

4.情志调养和糖尿病的关系密切 ·············· 31

5.科学饮食可以有效控制血糖值 ·············· 34

6.适当的体育锻炼可以辅助降血糖 ·············· 37

7.合理用药的前提是辨证施治 ·············· 39

8.治疗糖尿病是用中药好，还是西药好 ·············· 42

9.做糖尿病的驾驭者 ·············· 45

10.别忘了定期进行血糖监测 ·············· 47

11.该如何安排血糖监测 ·············· 49

第三章

防治糖尿病，先要改变你的主食/51

1.荞麦：改善葡萄糖耐量，平稳降血糖 ·············· 52

2.燕麦：减缓血液中葡萄糖含量的升高速度 ·············· 55

3.莜麦：全谷食物中调节血糖的佼佼者 ·············· 57

4.黑米：防止餐后血糖急剧上升 ·············· 60

5.红小豆：提高人体对葡萄糖的利用率 ·············· 62

6.黑豆：可影响胰岛素分泌功能 ·············· 64

7.绿豆：消肿利尿，止口渴 ·············· 66

8.黄豆：为机体补充优质蛋白质 ·············· 69

9.魔芋：既扛饿，又降低餐后血糖 ·············· 71

10.山药：既能代替主食，又能调节血糖 ·············· 73

第四章

药食同源，吃对蔬果降血糖/75

1.南瓜：备受争议的"控糖明星" ·············· 76

2.苦瓜:抑制高血糖的"植物胰岛素" …………………………… 79

3.丝瓜:对津液不足的糖尿病有益 ………………………………… 81

4.黄瓜:含糖量低,可以常吃 …………………………………… 83

5.四季豆:有利于胰岛素发挥作用 ………………………………… 85

6.芦笋:提高肌肉的葡萄糖吸收率 ………………………………… 88

7.西蓝花:控制血糖又抗感染的好食材 …………………………… 90

8.菜花:既延缓血糖升高,又明目 ………………………………… 93

9.莲藕:糖尿病患者术后恢复的常用食物 ………………………… 96

10.西红柿:有利于控制血糖及血压 ……………………………… 98

11.牛蒡:显著而持久地降低血糖 ………………………………… 101

12.芹菜:"负能量"食物代表,延缓血糖升高 …………………… 103

13.紫菜:富含碘元素,调节糖类代谢 …………………………… 105

14.莴苣:胰岛素激活剂,减轻糖尿病患者症状 ………………… 108

15.黑木耳:延缓餐后血糖升高 …………………………………… 111

16.洋葱:抗氧化,还能延缓餐后血糖升高 ……………………… 113

17.生姜:调节血脂又暖胃 ………………………………………… 115

18.大蒜:富含大蒜素,改善糖耐量 ……………………………… 117

19.莲子:莲心碱可改善多饮多尿症状 …………………………… 119

20.腰果:不饱和脂肪酸可保护血管 ……………………………… 122

21.柚子:提高机体对胰岛素的敏感性 …………………………… 124

22.李子:利尿消肿,控制血糖 …………………………………… 126

23.樱桃:促进机体分泌胰岛素 …………………………………… 129

第五章 ◎

明明白白吃肉,血糖不升反降/131

1.鸡肉:增强肌肉脂肪细胞对葡萄糖的利用 …………………… 132

2.鸭肉:加强细胞对于胰岛素的敏感性,提升葡萄糖利用率 …… 135

3.黄鳝：保护胰岛细胞，双向调节血糖 ···················· 138

4.扇贝：为机体提供优质蛋白质 ························· 140

5.牡蛎：牛磺酸助胰岛素正常发挥作用 ················· 142

6.泥鳅：抗氧化，保护胰岛B细胞 ····················· 144

7.鱼类：调节人体内分泌的优质食材 ··················· 146

8.鱿鱼：低脂肪、高蛋白的营养食物 ··················· 149

9.猪胰：以形补形的佳品 ····························· 151

10.鹌鹑：辅助治疗糖尿病 ··························· 153

第六章

按一按，捏一捏，让你的血糖不再高/155

1.然谷：降糖保健第一要穴 ··························· 156

2.胰俞：有神奇降糖效果的经外奇穴 ··················· 159

3.合谷配内庭：控制食欲，解决多食 ··················· 161

4.鱼际配中府：缓解烦渴症状的"解渴"组穴 ············· 164

5.足三里：调节血糖又强身的保健要穴 ················· 167

6.太渊配尺泽：清泄肺热，解决多饮口渴 ··············· 170

7.公孙：缓解糖尿病患者多食易饥 ····················· 173

8.太溪：让糖尿病患者不再多尿、腰酸 ················· 176

9.脾俞：提高胰腺功能有特效 ························· 179

10.太白：从消化的角度助力糖尿病治疗 ··············· 182

第一章

中医是如何理解糖尿病的

1

消渴的病机都是热伤气阴吗

一提到中医的"消渴"，很多读者朋友立刻将其和西医的糖尿病挂起钩来。相当一部分人认为糖尿病就是消渴，而且很多教科书上也是这么写的。其实"消渴"并不能等同于糖尿病，不同阶段的糖尿病表现不同，中医诊断也不一样。《黄帝内经》中称糖尿病前期为"脾瘅"，临床糖尿病阶段才被称为"消渴"，而糖尿病并发症期则被称为"消瘅"。

西医一般把糖尿病分为4型。1型糖尿病指的是人体胰岛本身的器质性变化，造成胰岛B细胞的数量受损，导致胰岛素分泌不足，所以胰岛的降糖功能减弱，导致血糖升高。

在我们中国人中最常见的是2型糖尿病，它是由现在人们的生活条件太好导致的，又被大家称为"富贵病"，其实就是现代人不注意饮食健康、生活不规律、缺少体育锻炼，导致身体血糖水平极其不稳定，机体形成胰岛素抵抗，导致胰岛素敏感性降低、血糖水平升高。

平时出门诊的时候，我经常会遇到一些患者朋友问："医生，我得的这个糖尿病是不是阴虚燥热导致的啊？"我常解释说："消渴的发展有一定的过程，核心病机是热伤气阴，但并不限于传统认为的'阴虚燥热'。除了部分重症患者可表现为阴虚燥热以外，还常见胃肠结热、脾胃湿热、肝经郁热、痰火、瘀热等。患糖尿病久了，热伤气阴，症见就会转化为气阴两虚。到了后期，出现一些并发症之后，病情加重，阴损及阳，就是阴阳俱虚了。"

这时候，患者朋友常听得云里雾里，会一脸迷惑地继续往下问："那我的病到底是什么引起的啊？"这就因人而异了。临床辨证就是这样，哪能所有患者患病都像教科书介绍的那样循序渐进、一板一眼的？在临床上，消渴的产生原因是极其复杂的，但总体而言，热伤气阴的病机是普遍存在、贯穿病程始终的。

消渴早期会出现"三多一少"的症状——多饮、多食、多尿、体重减轻。以往患者朋友大多数都是因为体重短时间内减轻过多来就诊。随着生活条件的提升，现在大部分的单位会组织一年一次的体检，有些患者朋友就是体检时发现血糖升高来就诊的。这时候，大多数患者朋友不会有任何症状，只是单纯发现有血糖的升高。

这部分没什么临床症状的糖尿病患者，虽然具有热伤气阴的病机，但阴虚燥热证候并不明显。前段时间，我接诊了这样一位患者朋友，他年纪轻轻的，三十刚出头，就是在单位体检时发现血糖升高，都8.1毫摩尔/升了。我给他复查了一次空腹血糖，还是超过8。在临床上，一般两次空腹血糖值都大于7.0毫摩尔/升就可以诊断为糖尿病了。

我开始想给他开一些降糖药物，但是他比较年轻，不太愿意长期服用降糖药，非得让我开些中药先调理一下不可。通过望、闻、问、切四诊合参，我发现他平时就容易倦怠乏力，还有晨起口干的症状，且腹满、脉细滑、舌苔腻，是很典型的湿热困脾。于是我采用平胃散配合葛根芩连汤给他治疗了3个月，血糖便慢慢恢复正常了。

对于这位患者，核心病机热伤气阴的"热"，在他身上就表现为湿热，而非阴虚燥热。如果此时按照传统教科书中说的消渴"阴虚燥热"用药，明显就不合适了。患者朋友要知道，在生活中，并不是所有消渴都是阴虚燥热引起的。究竟应该如何辨证，需要根据具体症状仔细辨别。

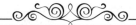

2
认识消渴的常见类型

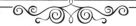

西医对糖尿病的分型，可以分为1型糖尿病、2型糖尿病等，而中医一般习惯把消渴分为上消、中消、下消。

现在的医疗卫生知识宣传力度很大，人们的健康知识水平不断提高，相信很多读者朋友都听说过这三种类型，但并不是所有人都能分得很清楚，所以在临床上经常会碰见有些患者朋友问："医生，老是听电视上讲上消、中消、下消，那我是属于哪种类型的？"

让我们先回顾一下中医的历史。传统中医认为，消渴分为上、中、下三消。上消表现为肺热津伤；中消病位在脾胃，以脾虚胃热为主；下消为肾阴亏虚，肾气不固。这一观点是在宋朝《太平圣惠方》中最先提出来的，影响金、元、明、清，直至近代、当代。

不过，随着中医对消渴认识的日益深入，时至今日，中医已经发现"三消"

的辨证思路与临床实际并不一致。近代名医张锡纯在《医学衷中参西录》就提出消渴古有上、中、下三消之分，但发病皆起于中焦（中焦包括脾、胃、肝、胆）。北京四大名医之一的施今墨先生更提出应该把"健脾助运"与"滋肾养阴"放到同等重要的地位。实际上，已经摒弃了三消分证方法。

现代中医研究发现，糖尿病的中心病位应该在脾、胃、肝、肾。

中医认为，胃主腐熟受纳水谷精微，为水谷之海；脾主运化，将水谷精微运行输布全身，所以脾胃共为后天之源。当脾胃受燥热损伤，胃火亢奋，脾阴虚耗，则出现消谷善饥的症状。

有些读者朋友会问，什么叫"消谷善饥"？消谷善饥就是指胃内的食物消化得太快，很容易出现饥饿的感觉，所以许多糖尿病患者会以多食的症状为主。

此外，中医还认为肝主气机，主疏泄；肾主气化，主封藏，可司开合。肝郁脾虚、肝胃郁热、肾阴亏虚、阴虚阳亢，甚至气阴两虚、阴阳俱虚等证，都是糖尿病临床常见的证候，或表现为口苦咽干，或表现为头晕眼花，或表现为腰膝酸软，或表现为多尿、尿甜等。

临床上的消渴症状不会那么典型，所以常会伴有一些复杂的兼症。广大读者朋友可以抓住主要症状，明确标本虚实、轻重缓急。

我碰见过一位让人印象深刻的患者朋友。他是一位年轻的小伙子，刚刚三十岁，在政府机关的办公室上班，做文秘工作。他来的时候以为是泌尿系统感染，于是先去了泌尿外科就诊，做了一个尿常规检查，发现尿里没有白细胞，但是尿糖有3个加号，所以被建议到内分泌科来看看。

尿糖异常一般不作为临床糖尿病诊断的标准，所以我一边给他开了血糖、糖化血红蛋白的检查，一边对他进行了询问。他告诉我自己在机关单位办公室上班，每天和领导一起外出，要代领导安排开会的事项。他有个不好的习惯，就是老喜欢往厕所跑。外出开会时，他首先要问清厕所在哪里，唯恐待会儿开会的时候找不到厕所，总是得憋着尿，特别难受。这种情况时常发生，搞得他都有些神经衰弱了。

他的血糖与糖化血红蛋白检查结果出来，我一看，果然比较高，可以直接诊断是糖尿病了。我一边给他介绍一些糖尿病患者饮食、运动方面的知识，一边为他开处方，实际上就是开了四妙丸配合知柏地黄汤加减方。他有点不好意思地问："医生，我之前看电视上的健康栏目，听说中医把糖尿病分成了上、中、下三消，而且治疗方法都不一样，那我是属于哪一种啊？"

我一听，这位患者朋友还不错，懂一些医疗的知识，就对他说："糖尿病是非常复杂的，患者一般不会按照电视节目讲的典型证候得病。你这种情况，既有肾阴亏虚，又有脾气亏虚，还有湿热下注，是本虚标实。我们的治法要标本同治、邪正兼顾。只要能够调理好生活习惯，就可以逐渐控制好病情！"

他听后一脸惊愕地问道："我这么年轻肾就不好啊？要不要紧啊？"我一边为他讲解消渴的中医知识，一边宽慰他："中医里讲的肾虚和西医的肾脏衰竭不是一回事，不用过于担心。"

他听完我对消渴的介绍，原来疑惑的表情立刻变得开朗了，还和我打趣："原来是这么回事，糖尿病发病机制这么复杂！我还以为肾虚就是肾衰，马上要透析了呢！"我微笑了一下，也和他打趣："其实也没有什么复杂的。理解了本虚标实，标本同治，就把握住中医治病的要领了。"

3

三多一少，糖尿病患者的典型症状

一说到糖尿病，广大读者朋友第一反应肯定就是"三多一少"的症状。我们耳熟能详的"三多一少"究竟是指哪些症状呢？其实就是指多饮、多食、多尿和体重减轻。

为什么糖尿病会出现"三多一少"的症状呢？让我来告诉您。

多饮的主要原因是患者体内的血糖水平升高，大大提高了血管内的渗透压。当血管内渗透压升高时，血管周围组织细胞的细胞液就通过通透作用从细胞内进入血管，细胞处于脱水状态，所以会出现口渴喜饮的表现。

当患者体内胰岛素水平降低时，细胞无法摄取葡萄糖，食物分解产生的葡萄糖被大量浪费，直接随尿液排出体外，所以机体会处于相对饥饿的状态，引起患者多食的症状。

肾脏是回收葡萄糖的最佳场所。血液流经肾脏，营养物质被肾小球重吸收，过滤出有毒的废物，所以正常人的尿液中大部分是废物和水液，葡萄糖含量为零。但是，肾脏重吸收葡萄糖的能力是有限的，当血液的含糖量过高，超出了肾脏重吸收的能力，多余的葡萄糖就会随尿液一起排出，所以糖尿病患者会有多尿且尿中有糖的情况。

葡萄糖是机体最主要的能量来源。糖尿病患者血液中的葡萄糖大部分被浪费并排出体外了，机体正常新陈代谢需要的能量就会不足，所以患者朋友的体重会迅速地下降。这种体重下降的情况需要和恶性肿瘤的患者相鉴别，因为恶性肿瘤患者也会出现短时间内体重下降的症状。

"三多一少"是糖尿病患者的典型症状，大多数患者朋友都会有这些症状。有没有患者没有这些症状，但是被诊断为糖尿病的呢？其实这样的患者朋友在临床上也不少见。有些患者朋友把"三多一少"作为诊断糖尿病的一个标准，其实这是认识的一个误区。

有些患者朋友认为不出现"三多一少"的症状就无所谓，只有出现糖尿病并发症时才需要引起重视，其实这时糖尿病已经发展得比较严重了，常常令人追悔莫及。

前段时间，我就遇到这么一位患者朋友，是位中年女性。她来医院就诊的原因并不是糖尿病，而是真菌性阴道炎。真菌性阴道炎是一种常见妇科病。妇科医生给她用了各种栓剂、洗剂、消炎药，但阴道瘙痒、有异味的症状反反复复，总是不好。

妇科医生已经拿她的病没招了，最后建议她做个血糖测试。测试结果出来，医生吓了一跳，血糖值都已经16毫摩尔/升了，连忙把她转到内分泌科就诊。

这位患者朋友就没有"三多一少"的典型症状，平时和没事人一样，但是糖尿病已经发展到有并发症的阶段了。虽然"三多一少"是糖尿病患者的典型症状，但是有一些其他症状也需要引起广大读者朋友注意，比如平时炎症很难治愈、伤口不容易愈合、皮肤粗糙等。

这时就体现出体检的重要性了。现在糖尿病患者初次就诊的原因基本上都是体检发现血糖升高，所以有必要每年进行一次全身检查，这样就很容易筛查出糖尿病。

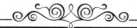

4
肥胖、痰湿、瘀滞、化热，
为糖尿病埋下种子

　　有的朋友可能要问，前面刚介绍过糖尿病的典型症状是"三多一少"，其中的"一少"指的不就是体重减轻吗？糖尿病患者不应该都是以消瘦为主吗？怎么肥胖、痰湿、瘀滞、化热还会为糖尿病埋下种子？其实这和现代人的饮食习惯有关系。

　　随着经济条件的提高，人们的生活状况也日渐改善，现在大街上的餐馆种类繁多，各种火锅店、烤肉店、海鲜店鳞次栉比，年轻人经常会去大撮一顿。就算在家吃一顿家常便饭，也免不了要吃些大鱼大肉。因为长时间、频繁地摄取高热量的食物，并且暴饮暴食，又不注意进行体育锻炼，所以身体逐渐发胖在所难免。特别是三十岁刚出头，或是参加工作三四年的年轻小伙子，发福速度非常惊人。

　　现在糖尿病再也不是老年人的"专利"了，糖尿病患者趋于年轻化。在临床上，我经常会看到三十多岁的年轻人因为糖尿病来就诊，甚至还有十几岁的小孩子。他们有一个共同的特点——胖。

中医有"肥人多痰"的说法。肥胖的人一般都不喜欢运动，运动少则气血不能周流，可导致血瘀。痰湿、瘀滞、化热，即为痰火、湿热、瘀热等，而热伤气阴，自然就可能发生糖尿病了。

中医认为脾主运化、胃主受纳，长时间暴饮暴食，吃一些肥甘厚腻的食物，会损伤人体的后天之源——脾胃。脾胃运化失常，水谷精微腐熟运行出现问题，出现脾虚胃热的现象，内蕴积热，伤阴耗气，损耗阴津，也就容易导致消渴的发生。

西医同样将肥胖作为糖尿病发生的一个病因、病机，这与中医的认识是完全一致的。

肥胖是糖尿病的发病基础，这点在教科书中给我的印象并不是很深刻，但是在现实生活中我碰见过一个活生生的例子，加深了我对肥胖导致糖尿病的印象。

我和一起毕业的同宿舍同学被留在同一家医院工作，他是外科医生。外科科室里基本全是男医生，三天两头地出去吃吃喝喝。我经常看见他在朋友圈里分享消息，"今天又喝多了，一定不能再喝了"，可是过了两天，又看见他和科里的同事出去聚会了。而且他每天要做手术，吃饭极其不规律。有手术时，中午饭基本上都在下午三四点时才吃上。没手术的时候，他们科室定的饭全是油腻的油炸食品。我每次见他都觉得他又胖了一圈，原来还挺帅的一个小伙子，工作不到两年时间，活生生地变成了一个胖大叔。

有一次，我去他们科会诊，正好是他的病人。看完病人之后，我在办公室一边写会诊单，一边和他打趣："你现在这么胖，你媳妇还要你吗？要小心三高啊！要是你年纪轻轻到我们科来住院了，我就主动来给你管床啊。"

他听了不以为意。因为比较熟悉了，他就故作生气地对我说："你别咒我啊，生病也不生你们科的病，都是吃得太好、生活水平太高惹的祸。"我笑了笑，写完会诊单就走了。

又过了两个月，医院组织职工进行体检。我正在办公室写病历呢，就看见这个同学拿着体检报告单急匆匆地跑过来找我。原来他这次体检查出来血糖特别高，都12.3毫摩尔/升了，这足以诊断为糖尿病了。我怕一次检查有误差，还让他重新检查了一次，血糖还是超过12毫摩尔/升。

我一边给他开了一些降糖的药物，一边耐心地对他说："你以后少吃点好的，别天天胡吃海塞的，还要多运动。这可全是肥胖惹的祸。"

他惭愧地点了点头，答应以后一定经常进行体育锻炼，少吃油腻食物，尽量把体重减下来。不然年纪轻轻，血糖这么高实在有点儿说不过去了。

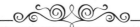

5

膏人、脂人、肉人，人人都很危险

说到膏人、脂人、肉人，很多读者朋友都会纳闷，这三种人是什么人啊？其实膏人、脂人、肉人是中医古籍《黄帝内经》中提出来的，将肥胖的人分成了三类。接下来我就介绍一下这三种类型的肥胖。

膏人，其实就是传统意义上的大胖子，我们经常说的"肥胖"就属于这一种。膏人看起来肥头大耳的，全身上下肥肉很多，肚子也是鼓鼓的，呈现出啤酒桶的形状。如果有些读者朋友对膏人还是没有直观的印象，我举个例子，"弥勒佛"的形象就是典型的膏人。

膏人肥胖的部位往往比较固定，肥肉经常堆积在上臂、腰腹部、大腿、臀部，特别是腰腹部，还有大腿上。堆积的肥肉会出现一定程度的下坠，用手一抓全是软趴趴的肥肉，整个人看起来非常不美观。这种肥胖类型的人也是最需要减肥治疗的。现代我们常说的"向心性肥胖"应该就属于膏人这一类。

脂人指的是体态丰满、匀称的人。在临床上，我经常说这种人是丰腴，给人的整体感觉非常好，长得非常匀称，全身上下浑然一体，该凸的凸，该翘的翘。按照现在的审美观点来看，脂人虽然会有一些胖，但是总体上给人的都是美好的感觉，全身匀称，皮肤富有弹性、吹弹可破。去过西安华清池的朋友都知道，那里有一尊杨玉环的雕像，脂人指的就是杨玉环这种类型。其实脂人不需要减肥，只是现在的审美观点变了，以瘦为美，才出现了一支减肥大军。

肉人指的就是比较健硕的人。这类人看起来非常壮实，全身上下都是肌肉，特别是手臂、小腿和大腿，全是肌肉的线条。相对于膏人、脂人，肉人一般在运动员中才容易出现。运动员的饮食都是定时、定量的，不管吃不吃得下，每顿都会吃很多。为了满足平时高强度的训练，饮食搭配一般会以肉类食品居多。不过，长期的高强度运动会使身体保持在一定的平衡状态。

首先说说比较轻微的肥胖，最不容易产生糖尿病的脂人。这种类型的人因为整体形体匀称，所以不需要过分担心，只要保持适当的运动，别贪吃肥甘厚腻的食物，在饮食上进行调整即可预防糖尿病。如果实在控制不住自己的嘴，老是觉得饥饿（一般是胃火造成的），可以用中药进行调理，去除胃火即可控制饮食。

接着要说的是必须进行减肥的膏人。中医经常说"膏人多体虚"，说的就是膏人正气虚弱，不喜欢运动，整天疲乏不堪，少气懒言，回到家最喜欢瘫在沙发上，所以一定要打破这种不健康的生活习惯，并且适当地进行药物治疗。重点还是在补充正气，进行适量的运动。

最后要说的是肉人。这种人基本都是运动员，虽然表面看起来非常健硕，但是当他们哪天突然停止了高强度的运动训练，身体的平衡很容易就会被打破。运动量减少了，但是饮食还处于原来的状态，就会出现迅速发福的情况，这是非常常见的，特别是一些退役的运动员。我在临床上经常可以碰见曾经是运动员的患者，他们来看病的时候，他不说，你都不知道他之前是搞运动的，因为整个人全身上下都是肥肉。肉人要警惕变成膏人，最主要的一点就是必须严格控制饮食量，别和训练的时候吃得一样多，否则很容易成为膏人。

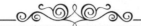

6

向心型肥胖者离糖尿病更近

　　我在之前的章节中介绍过，肥胖是糖尿病出现的诱因之一。在众多肥胖类型中，有一种肥胖类型让现代人更接近糖尿病，那就是向心型肥胖。

　　从字面上解释，向心型肥胖就是中心型肥胖，指的是脂肪在人身体上堆积的部位集中在中央位置，也就是说，在腰腹部的位置出现了大量脂肪。这类肥胖者一般腰比较粗，有的甚至站立的时候看不见自己的脚尖，但是四肢和头部看起来又不是很胖，整个人看起来像是梭形的，中间庞大，两头尖。

　　向心型肥胖的人更容易得糖尿病，这是因为大量脂肪堆积在人体的腰腹部，这个部位又是人体五脏六腑所在之处，所以很容易造成重要脏器的脂肪堆积，影响其结构和功能，从而导致机体出现糖尿病。腰越粗，出现糖尿病的风险越高。

　　为什么脂肪在脏器堆积会影响脏器的功能呢？因为脂肪细胞相当于促使糖尿病发生的一种重要"养分"，在西医里有个专业名词来形容，叫作"胰岛素抵抗"。胰岛素是人体中的降糖类激素，借助胰岛素的作用，血糖才能被人体利用，是人体内主要的降糖手段。

但是相对于其他细胞，脂肪细胞对胰岛素是最不敏感的。脏器中堆积的脂肪细胞要进行正常的新陈代谢，就需要大量胰岛素。人体的胰腺承受着巨大压力，为了使机体正常运作，需要超负荷工作才能产生足够的胰岛素，所以向心型肥胖患者的体内胰岛素水平往往都会高于正常人，一般会高出3～5倍之多，这就是临床上常说的"高胰岛素血症"。

因为胰腺长期超负荷工作，总会有功能衰竭的那一天。那时胰腺分泌胰岛素的功能减弱，体内的胰岛素水平下降，血糖水平自然而然升高，就会出现糖尿病的症状，这就是向心型肥胖者容易患上糖尿病的原因。

向心型肥胖一般在成年人中出现得比较多，但是随着生活环境的日益变化，近几年小儿出现向心型肥胖的情况越来越多见。比如我们科的护士长，她家孩子已经7岁多了，就是个小胖墩。护士长总是在办公桌旁放着她和孩子的合影，我们每次看见都会委婉地对她说："这孩子身体杠杠的，看着真壮。"其实我们是间接地提醒她家孩子有些胖，但是她一直没把这事放在心上。

有一次她家孩子发烧了，护士长得上班，家里又没人看孩子，她就把孩子带到医院来输液治疗。当时我看见这孩子都惊呆了，整个一大胖小子，问了一下孩子的体重，护士长说："都125斤啦。"我只能说："现在的孩子营养就是好，7岁的孩子120多斤，真吓人！"

既然来医院了，我就顺便给孩子抽了血，做了个化验。没想到结果出来后护士长吓坏了，因为孩子的血糖含量比较高，虽然还不能诊断为糖尿病，但是小小年纪血糖就这么高，怪吓人的，之后很有可能发展成为糖尿病。

护士长抱着生病的孩子，跑到医生办公室来找我们。我看了她家孩子，就属于典型的向心型肥胖，肚子滚圆滚圆的。这么小的孩子出现向心型肥胖的情况并不多见，一般都是使用激素导致的，于是我问她："孩子小时候有没有用过激素啊？"护士长听了摇摇头。

过了片刻，护士长突然想起来什么，说道："孩子平时就喜欢喝含糖量高的饮料和吃油炸的鸡翅、鸡腿。"我立即对她说："以后别再让孩子吃了，孩子这体形就是典型的向心型肥胖，很容易就发展成糖尿病了。"

现在的饮料中会使用很多食品添加剂，油炸用的鸡翅、鸡腿大部分来自于催熟鸡。儿童的机体代谢功能还没有发育完全，这类食物要尽量少吃，长期吃会导致体内蓄积一些有害物质，就很可能造成机体的功能失常，出现向心型肥胖的现象。

护士长都快急哭了，一直埋怨自己平时太溺爱孩子，老给孩子买一些垃圾食品。我们一屋子的医生连忙安慰她："孩子还没发展成为糖尿病，赶紧给孩子治治，还来得及！"我们又向护士长介绍了一些注意事项（之后的章节会介绍到，在此不赘述了），护士长听完才心有余悸地走了。

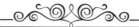

7

糖尿病的自然病程——脾瘅、消渴、消瘅

现代研究发现，糖尿病的发生、发展存在一个自然病程。刚开始的时候，人体常因肥胖等因素导致产生胰岛素抵抗，于是胰岛细胞代偿性增加胰岛素的分泌量，以使血糖维持正常。当胰岛素代偿性高分泌达到极限的时候，血糖就开始升高了。其后，胰岛素抵抗伴胰岛素分泌功能减退，即进入临床糖尿病阶段。糖尿病之初，虽然机体分泌胰岛素的功能减退，但还不是很严重，所以一般不需要补充胰岛素。随着病程发展，当分泌胰岛素的功能严重受损以致衰竭的时候，就需要注射胰岛素，甚至依赖胰岛素维持生命了。由此可见，早期干预糖尿病患者的生活方式即可控制血糖，到了晚期则一定会依赖胰岛素。

在中医文献中，对糖尿病不断发展的病程也早有论述。《黄帝内经·素问·奇病论》中指出："有病口甘者，病名为何？何以得之？岐伯曰：此五气之溢也，名曰脾瘅。夫五味入口，藏于胃，脾为之行其精气，津液在脾，故令人口甘也，此肥美之所发也，此人必数食甘美而多肥也。肥者令人内热，甘者令人中满，故其气上溢，转为消渴。治之以兰，除陈气也。"一个"转"字，说明脾瘅在前，消渴在后。脾瘅的症状是口甘、中满，病因是多食肥美，实际上就是糖尿病前期，说具体些，就是包括空腹血糖升高与糖耐量受损。脾瘅进一步发展，就可以转化为口渴多饮、消谷善饥的消渴了。

消渴进一步发展又将是什么局面呢？《黄帝内经·素问·通评虚实论》中指出："凡治消瘅，仆击，偏枯，痿厥，气满发逆，甘肥贵人，则膏粱之疾也。"《黄帝内经·灵枢·本脏》中又指出："心脆则善病消瘅热中"，肺、脾、肝、肾脆"善病消瘅易伤"。这里将"消瘅"与仆击、偏枯、痿厥等常见糖尿病并发症并提，强调糖尿病及其并发症都是因甘肥贵人膏粱厚味、高脂、高蛋白饮食所致，而且强调哪一脏"柔弱"，就容易进一步发生哪一脏并发症。至于"消瘅"形成病机，《黄帝内经·灵枢·五变》中有"血脉不行，转而为热，热则消肌肤，故为消瘅"的论述，可见在糖尿病并发症形成过程中，血脉瘀结居于特殊的重要地位。

基于此，我的恩师、国医大师吕仁和教授提出了糖尿病分期辨证治疗的思路。他认为《黄帝内经》中所谓的"脾瘅"就是糖尿病前期，"消渴"就是临床糖尿病阶段，而"消瘅"就是糖尿病并发症阶段。吕仁和教授从长期观察糖尿病患者并发症的规律中认识到，患者发生并发症，确与五脏脆弱有关，何脏脆弱，则何脏先发病。比如肝旺的患者，往往视网膜病变早且重；平日易腰酸腿软的患者，则肾脏并发症较早出现。

我记得有一次去北京电视台的某档养生节目做嘉宾，给观众朋友们讲过糖尿病及其并发症的病机，其中就提到"络脉瘀结"的发病基础。

糖尿病的典型并发症包括糖尿病肾病、糖尿病足、眼部病变等，都是典型的微血管并发症，实际上就是中医学的络脉病变。研究糖尿病，应该着眼于防治糖尿病微血管并发症，重视络脉病变的预防。治疗方面，除了要控制血糖之外，还要从络脉病变的角度去防治。因为哪怕血糖控制在7毫摩尔/升以下，也有可能对血管的内膜造成损伤，所以要从血管自身的角度进行防范。

至于常用的血管护理方法，针对糖尿病足，可选用下肢按摩。可以买一些下肢用的弹力袜，穿上之后，在家可以用双手从膝盖的位置，顺着胫骨前缘往下进行按压，直到脚踝处，有一定作用。另外，也可以用双手抓住小腿部的肌肉进行挤按，这样可以促进下肢血液循环，对防止糖尿病足的发生大有裨益。

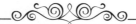

8

望舌诊法，中医特色很突出

中医四诊为望、闻、问、切，西医查体包括视、触、叩、听，二者实际上各有特色。中医有很多玄妙的东西，其中舌诊便非常有特色。

舌诊包括看舌质、舌苔、舌下脉络等。中医认为，五脏六腑在舌上面各有分布，这就是说，五脏六腑之病皆可以通过舌象发现其端倪。比如舌尖红多为心火盛、肺热，也可见于感冒风热初期咽喉疼痛等；舌中央为脾胃分布，如果舌中央苔少，多是胃阴大伤；舌边为肝胆所主，心情不舒畅，或肝胆气滞，常可见舌边多有浊沫；舌根为肾与膀胱所主，湿热下注、腰腿酸痛、阴痒、尿痛、女性白带色黄量多，则可表现为舌根苔黄腻。糖尿病是典型的慢性病，久病多瘀，血糖水平和血液黏滞度升高，微循环出现障碍，所以表现在舌象就是舌质暗，甚至可见青紫瘀斑、瘀点等。

至于舌下络脉诊法，临床上也有一定的实际应用。例如舌下的血脉出现一些青紫的表现，在临床上就会判断为患者朋友体内有一定的血瘀，治疗时就会在药方里加入一些活血化瘀的药物。

那么，舌下络脉诊法对糖尿病及其并发症的诊断是否有帮助呢？舌下络脉诊法是靠观察舌腹面上的血管形态来判断人体气血运行是否通畅的方法，应该说对糖尿病及其并发症中血瘀证的判断是有帮助的。因为糖尿病对人体的重要影响之一就是对血管的损伤，所以当糖尿病发展到后期的时候，会出现一些血管方面的并发症，例如糖尿病足、眼底病变、下肢水肿等。糖尿病和血管病变的关系密切，因为舌下络脉和人体微循环系统（毛细血管）具有相关性，所以糖尿病的发展对人体微循环的影响会在舌下络脉有一定的表现，可以对糖尿病及其并发症的诊断起到一定的辅助作用。

正常情况下，舌下络脉一般较直地分布在舌下，若隐若现，呈浅蓝色，没有任何的分支，细小地向舌根部延长，宽度为1～3毫米。了解了正常的舌下络脉，就可以介绍患糖尿病时舌下络脉的一些病态表现了。

糖尿病是一个慢性的病变过程，对血管有一定的损伤，络脉瘀阻在舌下就表现为络脉呈青紫色，蜿蜒屈曲，变得十分短促，向舌体两旁分出很多细小的分支，并且在交界处还有一些深紫色的瘀点。

有些读者朋友这时候就要问了，既然糖尿病患者舌下络脉表现得这么清楚、明显，我们可不可以根据舌下络脉诊法诊断糖尿病呢？当然不能。因为舌下络脉出现瘀阻并不是糖尿病及其并发症患者特有的，中医中有很多疾病都能导致这种舌下络脉出现瘀阻的症状，所以不足以用来作为诊断糖尿病的依据。

第二章

得了糖尿病，别着急，绝对有救

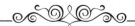

1
血糖从哪里来？又去向何方

人体内血糖的形成和利用要经过复杂的过程，在教科书里整整用了一个章节的篇幅来阐述，共分几大方面，有些内容太专业，是给医学专业的人学习用的，我就不一一阐述了。不过，我选取了其中一部分简单易懂的内容和广大读者朋友们分享，使大家对血糖的来源和去向有一定的了解，从而能够运用到生活中，给生活提供一定的帮助。

血糖最主要的来源是从食物中摄取，我们平常吃的一些食物本身就含有大量的糖，例如饮料、零食等，这些都是高热量的食物。这些食物在人体内被分解成糖类，给我们的日常生活和新陈代谢提供大量的能量。当我们进食之后，血糖含量会迅速升高，这也是糖尿病患者需要控制饮食的原因。

血糖的另一个主要来源是人体自身的储备。经过长时间的进化，人体为了适合生存的环境，会将一部分糖原转化，以脂肪、肌肉等形式储存起来，以备不时之需。当人体感觉产生的能量不足以供给日常生活和新陈代谢需求的时候，这部分被储存起来的能量就会重新分解成血糖，以满足机体的需要。这就是糖尿病患者往往体形消瘦的原因。

前面说的是血糖两个最主要的来源，再说一下血糖的几个主要利用途径。

首先，我介绍一下血糖最主要的正常消耗途径。因为血糖是提供机体日常生活和新陈代谢动力的最大源泉，所以一般正常人对于血糖的利用率很高，基本上接近100%，不会平白无故地浪费。大部分血糖都为全身各组织细胞提供大量能量，供人体生命活动之需，只有其中一小部分没有被机体消化掉的糖原在肝脏被储存起来。

现在人们的生活条件越来越好，再加上一些不良的生活习惯，例如以碳酸饮料代替白开水成为日常的饮品、成天在外面大吃大喝应酬等，这些行为都会造成体内的血糖含量过高。摄取的能量超出机体代谢的需求，刚开始的时候，因为年轻，身体各个脏器的功能还比较好，能够超负荷工作，将这些多余的血糖转化成人体的脂肪、肌细胞的组成部分，所以这些人形体多肥胖。

有些读者朋友看到这里也许会有疑问，糖尿病患者并没有吃很多食物、形体也很消瘦，为什么还会出现血糖升高的情况呢？这是糖尿病患者的特殊性导致的。因为糖尿病患者体内胰岛素分泌不足或者出现胰岛素抵抗，所以食物分解出的糖不能很好地被机体的细胞吸收利用，蓄积在血液中，血糖便升高了。

糖尿病患者的血糖没有被机体充分利用，血糖浓度超出了肾小球重吸收的代偿量，大部分血糖都以原来的形态随着尿液排出体外了，并没有转化成能量供给机体新陈代谢之用，这就是为什么糖尿病患者稍微吃点含糖量高的食物就会出现血糖升高的情况。归根结底，就是因为血糖的利用率不高，没办法转化成能量被消耗掉。

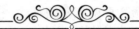

2
降糖要在稳中求降

　　每次出门诊的时候，我听患者朋友念叨最多的一句话就是："我的血糖什么时候能降下来啊？"现在好多患者朋友都进入了一个误区，认为只要血糖降下来糖尿病就算好了，把血糖的数值作为糖尿病治疗效果好坏的金指标。虽然血糖能否尽快降下来是大家最为关心的，但是并不是将血糖"咔嚓"一下子降下来就万事大吉了。

　　在临床上，我给患者朋友调节血糖，通常都是循序渐进的，并不追求速度。有些患者朋友不懂，还整天埋怨我的治疗方法不对，真是有苦说不出啊！

　　前段时间，我遇到这样一位患者朋友，他在金融街上班，年近四十了，是位高管。他刚来看病的时候，显得非常着急。我问怎么了，他就将身体凑了过来，离我很近，吓了我一跳。我向后挪了挪位置，继续耐心地询问。原来这位患者朋友在近期体检时发现空腹血糖11.8毫摩尔/升，他又去临近的社区医院复测了一个餐后2小时血糖，结果为15毫摩尔/升，于是被诊断为2型糖尿病。

社区医院的医生看他这么高的血糖，本来想把他转到三级医院进行住院治疗的，但是他平时工作非常繁忙，又正处于事业的上升期，就没有同意住院。医生只好给他开了口服的药物，进行降糖治疗。

得知自己患上糖尿病之后，这位患者朋友就开始严格地控制自己的饮食，并且规律地服用降糖药物。他每天都给自己化验血糖，还制作了一个小本子，上面密密麻麻写着血糖的数值。我翻看了一下他记的血糖数值本，发现他的血糖一周就已经降到了空腹6.5毫摩尔/升，早餐后2小时8.9毫摩尔/升。我看完后说："还可以啊，血糖控制得挺好的，基本正常了。"

没想到这位患者朋友满脸的苦恼，他说："血糖是降得挺快的，但是整个人都垮了！现在感觉昏昏沉沉的，动不动就满头大汗，和从水里捞出来的一样，没有力气，有时候心脏还突突地跳得慌。"

按道理讲，这位患者朋友经过规律的药物治疗，血糖降得还是比较理想的，也没有出现低血糖的现象，但是为什么他会出现这些不舒服的症状呢？那是因为他的机体长期处于高血糖的水平，身体已经对高血糖有了一定的耐受，突然通过药物作用改变了这个环境的平衡，机体就出现了不适应的症状，所以他才会觉得不舒服。

另外，随着血糖的逐步下降，还会引起其他的一些症状，这就是为什么不能快速降血糖的原因。这位患者朋友出现的症状还算是轻的，因为平时时刻监测着血糖的数值，所以并没有出现低血糖的现象。快速降血糖最常遇到的问题就是低血糖，有些患者朋友一个不注意，吃的降糖药不合适，就会出现低血糖昏迷，严重时会有生命危险，需要引起广大的读者朋友重视。

　　这位患者朋友也是因为血糖调节得太快，所以出现了这些症状，我就给他换了中西医结合的治疗方案，采用缓释降糖药片，让他不用心急，先把血糖稳定住，然后慢慢往下降，这样机体就能够渐渐适应新的环境。通过自我调节作用，他出现的不适症状会减轻、消失。这位患者两周后来我这里复诊的时候，已然像换了一个人似的，精神焕发地告诉我："之前的症状基本消失了，血糖控制得也挺好。"

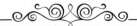

3

中医防治糖尿病的原则

要说中医防治糖尿病有什么原则，其实和中医治病救人的一贯特点差不多。中医治病最大的特点和优势就是讲究整体观念和因人、因地、因时制宜，所以对于每一个糖尿病患者都有一个治疗方案。对每一个糖尿病患者通过望、闻、问、切进行辨证论治，这样才能把握每个患者朋友的不同证型，施以不同的药物改善患者朋友的症状。

随着西医的流入，由于西医降糖药作用迅速，越来越多的患者朋友开始接受中西医结合的治疗方法。中西合璧能相互补充，取长补短。合理地运用西医方法治疗，可以使糖尿病患者朋友的血糖稳定下来，得到有效的控制；中医因为讲究辨证论治，所以能够很好地改善糖尿病引起的症状，预防并发症的产生。中西合璧不失为一种比较好的综合治疗思路。

中医并非不能降糖。糖尿病患者热伤气阴，其中的"热"可表现为胃肠结热、脾胃湿热、肝经郁热，以及痰火、瘀热等。解决了这个热，血糖就能够得到一定的控制。许多2型糖尿病初发患者，可以通过服用中药让糖尿病病情长期稳定，而糖尿病病程较长的患者，包括长期应用西药降糖以至于用胰岛素仍然不能控制血糖的患者，配合中医辨证论治，就可以实现血糖的良好控制，说明中西医有协同降糖作用。

热盛的糖尿病患者，一般以出现烦热症状为主，例如口渴喜饮、口干舌燥、消谷善饥、怕热喜冷饮、大便干结、小便黄赤、舌红苔黄等。这一类的患者朋友在临床上最为多见，治疗上会以清热为主，并且中医给此类患者开出了专用的药方——消渴方，听这个名字就知道此方是治疗消渴的专用药。此类型的糖尿病患者朋友平时可以食用一些苦瓜、鲜葛根来进行防治，因为这两样食物也有清热生津的作用。肝经郁热的患者常见口苦咽干、烦闷等，可饮薄荷茶、苦丁茶等。脾胃湿热的患者多见脘腹痞满，大便黏滞等，可饮用荷叶茶。

气阴两虚证的糖尿病患者很多，一般会出现懒言少气、不愿意运动、精神不振、口干舌燥、手足心热、腰膝酸软、舌红少苔、脉细数等。这一类型的患者朋友，治疗上需采用益气养阴的方法。此类型的糖尿病患者朋友平时可以用黄芪、生晒参、西洋参，以及六味地黄丸之类的方剂。西洋参粉3克，冲服，或装胶囊，就有疗效。

糖尿病病程较长的患者往往表现为阴阳俱虚。这时候患者朋友一般都已经出现了糖尿病并发症，临床上不难诊断，中医这时候只需要再加上脉诊即可辨别，此时脉象以沉细无力为主。这时候的治疗原则主要是控制糖尿病并发症的发展，补充元气，增强机体的正气，临床上会进行阴阳双补。医圣张仲景有一个名方肾气丸就很常用。当然，如果用汤剂，也常用人参、黄芪等，同时还常需要根据血瘀的轻重，配合活血化瘀药物治疗。

中医治疗糖尿病的优势并不能仅仅着眼于控制血糖数值的快慢和高低，而是通过整体观念和辨证论治，调理患者朋友全身的气血阴阳，从而改善不适的症状，最终减少并发症的发生，以达到改变糖尿病预后、健康长寿的治疗目标。

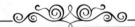

4

情志调养和糖尿病的关系密切

出门诊的时候，我经常会和患者朋友交代一句："别老是生气，注意保持心情舒畅，这样对疾病的转归也有好处。"虽然大家都知道保持一个好心情对于身体是有很大裨益的，但是总有这样那样的事情让我们心烦。

糖尿病与情志失调关系密切，这句话我经常和就诊的患者朋友提及。只见有些人张大嘴巴，一脸惊讶状，好像我骗他们似的。情志失调也会引起糖尿病？答案是肯定的。早在几千年前，中医就对此做出了解释：长期情志失常，怒则伤肝；肝主疏泄，疏泄失常，导致体内气郁化火；炼液灼津，津液大量耗损，导致机体阴虚燥热、口干喜饮、消谷善饥，从而导致糖尿病的发生。

现代医学对此也有一定的研究，和我们传统医学的观点有异曲同工之处。情志失常会导致机体的内分泌系统失调。在糖尿病的发生、发展过程中，如果伴随着郁郁寡欢、暴躁易怒等情绪的变化，会造成机体应激激素大量分泌，例如肾上腺素等，这些激素的分泌其实是人体对于危险状态做出的正常反应。人体有一种自我保护机制，当出现一些情况的时候，会通过分泌大量激素来升高血糖以备不时之需，为机体提供充足的能量以便做出及时的反应。但是，如果这些应激性的反应时常发生，就会导致血糖在体内忽高忽低，必然就导致体内的血糖水平不稳定，会加重糖尿病的病情。

说了这么多，可能还是有些读者朋友不以为然，我给大家分享一个在临床中碰到的小故事，希望能够引起大家对情志调养的重视。

这位患者朋友是位四十多岁的女性，在银行里工作，平时工作压力大，再加上饮食不规律，就诊的时候发现了血糖偏高，时不时头晕，于是住在我们科进行治疗。

刚开始治疗的时候，这位患者的血糖控制得还可以，餐后2小时血糖也就超过7一点点，头晕的症状也消失了。因为疾病有所好转，这位患者朋友也比较开心，整天泡在护士站和我们科的小护士闲聊。

因为情况还算可以，再加上她年轻，还有工作，没必要整天耗在医院里，所以我打算让她出院了。我记得非常清楚，让她周五出院，她说周四收拾一下东西先拿回去，省得到周五东西太多一次拿不走。医院一般是不能随便放患者回家休息的，以防发生意外情况，不过我看她和健康人没什么两样，让她签完字就放她回去了。

就是这样一个无心的举动，导致了一件意想不到的事情发生。她回来之后，在病房里大声地哭闹，说不想活了。我和管床的护士连忙去看她。原来回家之后她居然发现老公在家出轨了。她坐在床上连哭带闹的，我们怎么都劝不住，实在没有办法。当时我还庆幸，还好她明天就出院了，再怎么折腾也就一天，忍忍就过去了。

没想到，第二天早上，护士一测血糖，患者的血糖都快20毫摩尔/升了，还出现了视力模糊、看不见东西的情况。我一看这情况，又不敢放她出院了。中午她老公到医院来接她，她气得暴跳如雷，对老公又是打又是骂，我们在旁边怎么都劝不住。可能这位患者朋友平时就是个女强人，没受过这样的欺负，整个人和发疯了一样，拉都拉不住。我也没办法，就让护士在旁边看着，然后去处理别的病人了。

过了一会儿，突然听见她的吵闹声没了，一下消停了。没想到护士小跑着过来叫我："赶紧去看看，13床的病人晕倒了。"我赶紧跑过去查看，又是上监护，又是化验，初步判断是血糖太高闹的。之前用降糖药，血糖控制得挺好的，没想到经历这件事情之后，原来使用的药物基本都没有效果了，血糖一直都在15毫摩尔/升以上。没办法，我连忙用上胰岛素。这位患者朋友在我们科连续住了两个月，才想开了一些，症状也好了一些，就自行出院了。

之后我在急诊监护病房又看到过她两次，每次都是因为血糖太高导致昏迷来住院。她的糖尿病开始时并不是很重，但是短短几天之内，就发展得非常快，其实都是情志因素在作怪。由此可见，好心情对于糖尿病的防治也十分重要。

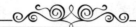

5
科学饮食可以有效控制血糖值

对于糖尿病患者朋友来说，无论是何种类型的糖尿病，控制饮食都是调节血糖最主要的治疗手段。在临床上，我经常会建议患者朋友们：要想控制糖尿病，首先要学会如何吃。

为什么科学的饮食能够调节血糖、治疗糖尿病？怎样的饮食才算是科学的饮食？很多读者朋友并不是很了解。在这节内容中，我就和大家探讨一下糖尿病患者的科学饮食治疗方法。

很多人听了糖尿病饮食，就会皱起眉头，觉得痛苦不堪，因为在大家的印象当中，糖尿病患者的饮食是清汤寡水的，没什么荤腻，还这不能吃、那不能吃的，只能吃些萝卜、白菜。其实这是一个误区，并不是所有的糖尿病患者饮食都是这样的，甚至可以说大部分都不是这样的。糖尿病患者的饮食只是需要比正常人多加注意一些，不像正常人那样比较随便。

我邻居张大妈就是一位糖尿病患者，她是一年前查出来的。张大妈已经五十多岁了，子女都不在身边，所以十分在意自己的身体。自从得知自己有糖尿病以后，她就对饮食进行了严格把控，不但甜的东西不吃，而且油腻的食物也很少沾，基本上过着出家人的生活。即便如此，她还是老往我家跑，向我不停地埋怨："医生，你赶紧给我看看吧！我这血糖老是控制不好，忽高忽低的。我也没吃什么不该吃的东西啊！"

其实对于糖尿病患者而言，饮食治疗有明确的目的和方法，并不是一味忌口和减少饮食的摄入量。我先向大家介绍一下糖尿病低盐、低脂、低糖饮食的目的。低盐、低脂、低糖饮食是为了减轻患者朋友体内的胰岛负担，因为糖尿病患者都存在不同程度的胰岛素缺乏或者抵抗，所以摄入过多的热量会使胰岛呈高负荷工作状态，进一步加重糖尿病患者的病情。

有的人认为低盐、低脂、低糖饮食就是吃素，这是错误的。现在对于住院的患者朋友，我都会把这项饮食的方法开成长期医嘱，这样医院的营养科就会给患者准备专门的饭菜，这些饭菜是荤素搭配的，并不是只有素菜。

什么样的饮食才是最适合糖尿病患者的？概括为一句话，就是"总量控制，营养均衡"。总量控制，指的是摄入饮食的总能量要有一定的限制，最好可以学习一下食物能量转换的公式，这样就可以对每种食物的热量有所掌握，对自己每天的饮食量有个初步的估算，也可以制定出适合自己的菜单，目标就是使每日消耗的能量和进食摄取的能量恰好达到平衡。

营养均衡就是我给邻居张大妈的建议。她每天对自己进行严格的饮食控制，虽然能量总量方面肯定没有问题了，但是因为她摄入的大多数是膳食纤维，营养极其不均衡，所以血糖一直控制得不好。糖尿病患者应该保证每日进食的蛋白质、脂肪、糖类等营养物质保持一定的比例，这样营养才能均衡，才能维持人体正常的需求，血糖才能得到更加有效的控制。

对于饮食方面还有一点需要强调，就是刚发现糖尿病的患者朋友对血糖控制的方法还不是很熟悉，常常会出现低血糖的现象，所以一定要在口袋里放一两块糖来应急。当有头晕、出虚汗、四肢乏力等症状出现的时候，一定要及时补充血糖。

饥饿是刚开始进行饮食调节的糖尿病患者时常遇到的问题。大多数医生都会劝患者忍住，控制住食欲，但是难免有忍不住的时候。此时糖尿病患者可以采用少食多餐的方法，选用一些高纤维、低糖的食物果腹，例如黄瓜、西红柿等。现在市场上出现了一些无糖的膳食纤维饼干，广大患者朋友可以尝试一下，临床反应还不错。

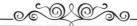

6

适当的体育锻炼可以辅助降血糖

　　为什么适当的体育锻炼可以辅助降血糖？原因可以分为两个方面：一方面，适量的运动会消耗体内的血糖，将一部分血糖转化为能量供给机体运动所需，所以降低了人体胰腺的工作负担；另一方面，适当的运动会使人身心愉悦，能够提升患者朋友治疗糖尿病的信心，愉快的心情也有助于血糖的降低。

　　看到这里，有些患者朋友会迫不及待地想出去运动一下，特别是老年患者。老年患者喜欢在晨起的时候出去锻炼一下，再加上之前我说的体育锻炼对降血糖有辅助的作用，就更加坚定了他们出去锻炼的信心。

　　其实我是反对糖尿病患者在清晨出去运动的。首先，晨起的时候一般都是空腹，有些糖尿病患者朋友对运动量的把握并不是很好，所以很容易出现低血糖的情况，这就是在清晨的急诊室里经常会碰见低血糖的患者朋友来就诊的原因。

　　其次，糖尿病患者本身免疫力较弱，清晨一般气温较低、湿气较重、二氧化碳含量比其他时间要高，锻炼者很容易遭受风寒而导致生病。

最后，清晨也是突发心脑血管疾病的高发时段。老年糖尿病患者一般都会有高血压、冠心病等心脑血管的慢性病，所以糖尿病患者的运动时间最好不要选在清晨。

有哪些运动适合糖尿病患者呢？我首先推荐散步。首先，散步是一种可以令全身心放松的运动方式，不会有什么其他的负担，相当于比较柔和的血管"体操运动"，对血管的收缩有一定的刺激作用。其次，散步还会使人体微微地出汗，有利于人体健康。这种出汗的方式不同于大热天身体呼呼地出汗，它是运动时心跳加快、血液运行加快导致的出汗。

另一个不错的选择是广场舞。有些人对广场舞嗤之以鼻，认为它是扰民又对身体没有什么裨益的活动。其实广场舞的时间段非常适合糖尿病患者。广场舞大多数都在晚饭以后，这个时间段处于进食后和睡前之间，可以通过适当的运动达到控制血糖的目的，然后通过睡眠中的身体调节作用，使运动后的身体尽快恢复活力。

广场舞不但是一种间歇性运动，而且是人与人之间的一种交流，能够有效地缓解身体和精神的压力，让患者朋友感觉生活变得有声有色，永葆一颗年轻的心，相当于情志疗法，这样也有助于血糖水平的降低。

用运动的方法辅助降低血糖，除了要选对运动的方式之外，还有一点需要强调的是要持之以恒。一两次突击运动并不能够降低血糖，要想达到目的就需要长时间的坚持，所以广大患者朋友千万不要着急，贵在坚持。

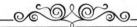

7

合理用药的前提是辨证施治

　　我在前面的章节中提到过辨证论治，中医最讲究、最有优势的一个方面就是对每一种病都有很多不同的治疗方法，不像西医有一套诊疗常规，只要诊断了，不管患者是男是女、是老是少全都用同样的方法治疗。中医就不一样了，不一样的中医医生，不一样的患者朋友，不一样的生活环境，不一样的患病季节，所用的治疗方法都有所不同，这就是传统医学的博大精深之处。

　　糖尿病的治疗也一样，在临床上要根据不同的类型灵活地运用不同的治疗方法。记得我刚参加工作的时候，因为临床经验还不是很丰富，再加上就诊的患者多，嘈杂的环境和疲惫的身体使我犯了一次小小的错误，至今让我印象深刻。下面就和大家分享一下我医疗生涯的这段小插曲。

　　我当时博士研究生刚毕业，留在医院工作，要求先在内科急诊工作一年。我们急诊人手非常少，4名医生轮班，如果哪个同事有事请假，其他医生就得连续上两天班，中间没有休息，十分劳累。

我当时还年轻，精力比较充沛。那次有个女医生怀孕了，胎儿的情况不是很好，于是请了两天假去医院做检查，让我替她值了两个班。我当天正好是白班，白天抢救了两个患者，看了好几十个急诊，累得不行。到了晚上，我还得继续值夜班，白班护士见了我都心疼地说："你工作够拼命的，晚上还值班？"我耸了耸肩，苦笑道："没办法，都是工作。"

在北京，晚上去过三甲医院急诊的朋友应该都知道，急诊夜班就和打仗一样，大厅里乌泱泱全是病人。这天晚上大概三四点钟的时候，我接了一个糖尿病昏迷的患者，是120急救车拉来的。抽血化验检查了一番，血糖都20毫摩尔/升了，尿常规显示酮体强阳性，很明显是糖尿病酮症酸中毒。

这位患者朋友已经80多岁了，他刚被送来的时候怎么都叫不醒，我连忙把他转移到抢救室里抢救，又是降糖，又是纠正电解质失衡。由于是治疗自己专业领域的疾病，当时我镇定自若。通过治疗之后，老人家很快就醒了过来。心电监护显示，生命体征很平稳。

第二天早上，交班的医生来了。因为这位患者患的是我们科的疾病，就准备转到我们科住院治疗。当时我也同意了，就给患者开了住院证，让患者家属找管床医生办住院手续。谁知管床医生年纪轻，没有经验，舌苔、脉象都没有认真看就开了生地、玄参、黄连等中药。

三天后是主任带队的大查房。主任带着科里所有的医生一个一个病人看过去，管床医生也在旁边汇报病历。当管床医生汇报到用的中药方是消渴方时，我明显看见主任皱了一下眉头，主任让患者伸出舌头看了一下，还摸了一下脉，脸立马阴沉下来，没有说话，继续查下一个病人了。

回办公室进行病例讨论的时候，主任就责问管床医生，这位老年患者属于什么证候？舌脉到底看了没有？原来这位患者本来岁数就大了，再加上经过抢救一通折腾，身体已经不堪重负，非常虚弱，舌苔、脉象一派虚损迹象，此时还用消渴方，用了生地、黄连之类的中药，明显是不合适的。怪不得他的病情一点儿都不见好转，天天和我喊浑身乏力，躺在床上不能动弹。

　　这之后，我再次回到病房，仔细地看了患者的舌苔、脉象，通过辨证论治，及时把药方调换了过来，用了阴阳双补的金匮肾气丸加味。通过两周的治疗，患者的状况一天比一天好。主任最后一次查房的时候，他已经康复到可以出院了。主任看完后，意味深长地对我们说道："中医就是这样，要辨证施治、合理用药，这不，疗效还是很好的嘛。"

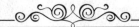

8

治疗糖尿病是用中药好，还是西药好

治疗糖尿病是用中药好，还是西药好？每次在临床上遇到患者提出这种问题，我都不会回答。其实无论中医，还是西医，都是治疗疾病的一种手段，各有优势，根本不存在哪种更好的问题。目前这两种治疗手段都不能根治糖尿病，只能改善患者的症状。

对于糖尿病的治疗，确实西药的降糖作用见效快，降糖作用明显。如果是一个负责任的医生，临床中治疗一个血糖特别高的患者，肯定会选用一两种西药进行降糖，因为西药在降糖方面的确有效又迅速。说到这里，总有些中医的"粉丝"就是不肯用西药，实在让中医医生有些不好办。有的患者胰岛细胞的胰岛素分泌功能都衰竭了，还渴望仅用中药解决问题，怎么可能呢？许多骗子总鼓吹中医用一些秘方能根治糖尿病，患者绝不可轻信。

在这里，我要提醒广大读者朋友，一旦遇到这样的骗子，自己一定要擦亮眼睛，千万不要误入他们的骗局。中药确有降糖作用，但不可能所有人都可以仅靠中药解决问题。有的患者血糖值都二十几了，超过临床危急值了，还期望开出几贴中药控制病情，这是不现实的，弄不好就会耽误病情。

治疗糖尿病，中药的优势不仅仅在降糖。因为中医讲究整体观念、辨证论治、天人合一，所以可以根据每个患者朋友的不同情况制订出贴切的治疗方案，在改善患者临床症状的同时，综合调节糖脂代谢，防止多种血管、神经并发症的发生和发展。

有些民间医生思想狭隘，总说西药的不良反应巨大，对人体的肝肾功能有很大的损伤，经常武断地要求患者停用一切西药，这是非常不可取的。突然停用降糖药，最后导致疾病严重到无可挽救的地步的教训是非常多的。

前段时间我就碰见了这样的一位患者，是一位住在郊区的老大爷。他刚开始来我这里就诊，我给他开了胰岛素，并告诉了他用法，让他以后长期使用来控制血糖。

前两次复诊的时候，老大爷各方面的指标都不错，症状也轻了很多。之后小半年他都没有来复诊开药。我以为他是因为路途远，所以换了一家医院继续治疗。没想到过了一段时间，他又来找我复诊，说："症状越来越重了，还头晕得厉害，都干不了活了，一动就头晕眼花的。"我给他复查了血糖，都19毫摩尔/升了。我问他："胰岛素还继续用吗？"他摇了摇头。

原来他回去之后去了一家小门诊部，那里的医生告诉他，长期注射胰岛素的不良反应太大，会影响到肝肾功能，劝他把胰岛素停了，吃那个医生开的中药。他没什么文化，就答应了。

我了解了情况之后，哭笑不得。其实用降糖药物治疗糖尿病，只要适量，都能够被人体的肝肾代谢，并不会对肝肾功能造成什么影响。反而是血糖长时间得不到控制更容易使肝肾功能受损。

　　我一边给他开了别的药物重新调节血糖，一边给他讲解："病情有轻重缓急，并不是所有的疾病都适合用纯中药治疗，中西医结合才是对病情最有利的选择。"

　　听完我的劝说，这位老大爷满是悔恨，说不应该自己擅自做主，导致病情恶化，答应以后一定按照我说的好好调节血糖。我安慰他不要太着急了，给他开了胰岛素，并且在辨证的基础上开了中药汤剂，就让他回去了。之后他的病情得到了很好的控制。

　　还有一点要和大家说明，许多治疗糖尿病的所谓"中成药"常会掺入一些西药，如格列苯脲等。有些不法分子喜欢打着"祖传秘方"的旗号，在中药中掺入一些激素或者强效降糖药来欺骗患者。有些患者吃完之后一测血糖，看降得这么明显，还直夸这些药物有效。我再次提醒广大读者朋友，一定要擦亮双眼，提高警惕，防止上当受骗。

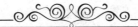

9
做糖尿病的驾驭者

有一次在国际糖尿病报告会议上，我和国外的一些医生在一起讨论。那些国外的专家就中国的糖尿病防治水平发表了一些自己的看法，至今让我印象深刻。

记得他们是这么说的："仅就糖尿病患者的治疗层面而言，因为中国有流传几千年的中医，并且西医近年来快速发展，也已经很成熟了，所以在治疗上一点问题都没有，可以达到国际先进水平。但是，中国老百姓对于糖尿病的了解程度还普遍处于萌芽阶段，只有自己患上糖尿病之后才会对糖尿病有一定的认识，这说明中国在糖尿病的健康教育宣传方面和国际先进水平存在着一定差距。"

听完这席话语，回到宾馆，我细细地琢磨了一番，当时感触颇深。我觉得这番话说得很让人感慨，从许多中国糖尿病患者对胰岛素的使用有抵触情绪，到虚假医疗广告大行其道，都可以充分反映出我们缺乏一定的专业医疗科普。

在医院就诊的时候，当医生建议用胰岛素治疗时，许多糖尿病患者总会露出不信任、不愿意的态度。因为在大家的心目中，胰岛素就和毒品一样，用上了之后就会产生依赖性，在此后的人生中就必须一直使用，所以就会寻求一些偏方、祖传秘方治疗。他们宁愿相信街边的小广告，也不相信医院的专业治疗，这种例子不胜枚举。这些无一不是缺乏糖尿病健康教育的后果。

"要想成为糖尿病的驾驭者，就必须对糖尿病有一定的了解，这样才能更好地抵抗病魔。"我经常和来我这里就诊的患者朋友说这句话。

我们社区里有一位中年妇女，在检查出自己有糖尿病之后，天天郁郁寡欢、闷闷不乐的，再加上听院里的一些老年人说糖尿病要控制饮食，就不怎么爱吃东西了。一日三餐吃萝卜青菜就馒头，于是我们整天听见他家的孩子在抱怨，说自从他妈患上了糖尿病，家里就没闻到过肉味。

这位中年妇女不但血糖控制得不好，而且整天饥肠辘辘，饿得头晕眼花的，不到一年，整个人瘦了一圈，体重下降了二十来斤。她不但糖尿病没有控制好，而且感觉体质明显下降了，三天两头感冒发热，成了一个药罐子。

有一次，我应我们社区街道办事处工作人员的邀请，去给小区的居民做一次健康讲座，说的就是糖尿病患者的健康饮食。这位患者朋友也来听了，还用小本子详细地做了笔记。听完之后，她长舒一口气，对我说："从发现糖尿病到现在快一年了，听了您的讲座才明白糖尿病是怎么回事，也学会了科学的饮食方法，原来这里面有这么多的弯弯道道。终于不用天天吃萝卜青菜了。"

自从她学会了如何安排饮食之后，每天都变着法地给自己进行科学配餐，菜肴丰盛，吃得有营养。血糖也控制得比以前好多了，彻底告别了之前油盐不进的日子，重新开始了有滋有味的生活。

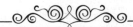

10
别忘了定期进行血糖监测

　　在临床上治疗糖尿病患者，我们经常会让护士对患者进行血糖监测，有些时候一天7次，有些时候一天4次，然后才能根据血糖的数值来调节降糖药物的用量和种类。

　　血糖监测相当于汽车上的仪表，准确掌握患者的血糖高低，是治疗糖尿病必不可少的一步，具有重要的作用。有些患者因为监测血糖要不断扎手指，所以就不愿意，总是想着各种理由来拒绝。有些患者甚至根据自己的感觉来调整降糖药物的使用，每次我用汽车仪表跟他们打比方时，他们就会反驳我说："我开车的时候从来都不看仪表，都是凭自己的感觉来判断汽车的速度。"我总是耐心地和他们解释："汽车上的仪表并不是只显示速度一个指标，还显示有没有油、车门关没关好等。你开车开了多少年，才达到你说的这种熟练的地步？你得糖尿病才得了几年，怎么可能有这么精确的感觉呢？"

有些患者对监测血糖的重要性认识不够，认为没有什么临床症状的时候，就不需要监测血糖，按照原来的种类和用量继续服用降糖药即可，殊不知体内的血糖数值变化巨大。有些患者因为长时间处于高血糖的状态下，对高血糖产生一定的耐受，虽然血糖数值很高，但是并没有什么症状。如果平时不注意监测血糖，就会导致一些严重的后果，引起糖尿病并发症的发生，到时候可就追悔莫及了。

血糖的监测有很多作用。首先，有利于医生全面了解糖尿病患者的病情，确定临床用药的药量和治疗效果；其次，可以及时发现患者出现血糖过高或者过低的情况，防止危险的发生；最后，有利于稳定血糖，使血糖在合理的范围内波动，减少各种糖尿病并发症的发生。

现在医疗技术发展迅速，监测血糖再也不用像以前一样去医院抽静脉血化验了。现在家家都有便携式血糖仪，在家监测操作起来很方便。

我教给大家一个监测血糖的方法。因为监测需要一段时间，所以可以自己制作一个小本子（现在市面上有一些设计好的血糖登记本，也可以使用），将每次检测的血糖值记录在本子上，去医院的时候可以拿出来给医生看，这样会给医生提供有力的用药依据，给治疗提供很大的便利。

如何监测血糖这个问题，患者朋友在就诊的时候一定要不厌其烦地向医生请教：到底一天测几次，饭前测还是饭后测，用药前测还是用药后测。在出门诊的时候，因为就诊的患者太多，为了节省时间，我们科已经将如何监测血糖做成了宣传小册子，各种情况下该如何监测血糖都在小册子上写得非常详细。小册子一般会放在护士站，当有患者问的时候，我会让他去拿一本。这样既节省了时间，患者朋友也看得很明白。

如果说血糖控制是治疗糖尿病的基础，那么血糖监测就是血糖控制的根本保证。加强血糖监测可以明确患者的基本情况，进而减少糖尿病并发症的发生，最终有利于糖尿病的预后。

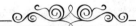

11
该如何安排血糖监测

前面提到了我们科护士制作的血糖监测宣传小册子，想必广大读者朋友已经迫不及待地想了解里面的内容了吧。现在我就和大家分享一下应该如何安排血糖监测。

血糖监测在糖尿病的治疗中占有重要的地位。血糖监测的次数必须科学分配，一般会根据患者的临床病情来决定。如果患者的临床症状明显，病情较重，血糖数值已经超过了危急值，或者血糖十分不稳定，就需要加强血糖监测。这时候一般都对患者采取住院治疗措施，医生会采用一天7次监测血糖的方法，分为晨起空腹、早餐2小时后、午餐前、午餐后2小时、晚餐前、晚餐后2小时、睡前。在临床上，这种7次血糖监测法经常用到，有些时候会开成长期医嘱，连续监测一周，用来调整临床用药。

有些患者是体检中发现血糖有些高的，是初次诊断为糖尿病，也没有其他的不适症状，这种患者病情较轻，可以在每个月去医院复诊拿药的时候进行血糖监测。在家可以备一个便携式的血糖仪，这样在出现症状的时候也可以监测一下，以防血糖突然变化。

还有接受胰岛素强化治疗的患者也要监测血糖。胰岛素分好多种，有长效的、短效的，在调换胰岛素的类型或者增减胰岛素剂量的时候，一定要注意监测血糖，因为有些时候患者对于某种胰岛素比较敏感，很容易出现低血糖的现象。这时患者可以每天进行监测，就用之前介绍的7次监测法。患者如果不能耐受针刺的痛楚，也可以用5次监测法，就是空腹、早餐后2小时、中餐后2小时、晚餐后2小时、睡前。

说了这么多监测方法，可能有的患者朋友认为自己得到的只是一些数值，并没有对自己的病情有任何进一步的了解。我再把血糖监测的时间点和意义给大家介绍一下，相信广大读者朋友一定会有所收获。

晨起空腹血糖反映的主要是前一天晚上所有降糖药物对于患者的作用，此时血糖的数值充分反映了药物对于患者的作用程度。如果空腹血糖仍然较高，可以考虑为用药量不足，或者是患者对于此类降糖药不敏感。对于长期使用降糖药的患者，空腹血糖的控制有着不言而喻的重要性。

餐前血糖反映的是胰岛细胞对于胰岛素分泌的持续性。餐前血糖的数值主要是为调节患者的饮食和餐前胰岛素的用量提供依据。

餐后2小时血糖主要反映胰岛细胞分泌胰岛素的能力，这个数值和下一餐餐前血糖的数值相差越小越好。

睡前血糖主要反映夜间降糖药物的作用强度，防止患者在睡觉的时候发生低血糖而不能及时发现，出现生命危险。

这些就是我们科血糖监测小册子上的全部内容，相信广大读者朋友看完后应该对血糖监测有了一定的了解。

第三章
防治糖尿病，先要改变你的主食

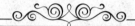

1
荞麦：改善葡萄糖耐量，平稳降血糖

　　荞麦是一种杂粮，一般被磨成粉做成面、饼、粥等主食。中医认为，荞麦性平寒，味苦，具有开胃宽肠、下气消积的作用。

　　荞麦之所以能够防治糖尿病，是因为它所含的微量元素和维生素。荞麦含有丰富的油酸和亚油酸。油酸的作用是降低人体的血脂含量，所以荞麦能够防治糖尿病后期出现的并发症——高脂血症。

　　荞麦中还含有两种独特的物质——烟酸和芸香苷（又称芦丁）。这两种物质具有明显的降血脂的作用，在临床上经常被制作成治疗高血压和冠心病的药物，因此荞麦可以用来预防糖尿病性心血管疾病。

　　荞麦面中含有的维生素B_1和维生素B_2比普通面粉多了两倍有余。这两种维生素可以使血液中的糖类迅速转换成能量，并且能够延缓糖类在胃肠道的吸收，对于餐后血糖有很好的降低作用。

近几年来，有研究表明，荞麦中的食物纤维和别的农作物中的纤维不同，是一种不溶性的食物纤维，既可以防止糖尿病患者朋友出现饥饿的感觉，也可以有效地防止摄入大量的营养物质而导致肥胖。

记得在读研究生的时候，有一次上营养课，老师对荞麦的功用大加赞赏，特别是它能够改善葡萄糖耐量，具有平稳降血糖的功效。荞麦中含有丰富的铬和锌，而这两种矿物质可以提升胰岛素在体内的活性，相当于催化剂的作用，加速细胞对糖的利用，加快糖代谢的速度，合成蛋白质，从而起到改善葡萄糖耐量的作用。特别是糖尿病初期的患者朋友，长期食用荞麦对血糖的控制有很好的作用。

（1）推荐食谱：荞麦饼

准备主料：荞麦粉150克，面粉300克，食用油少许。

做法：

①将荞麦粉和面粉按照1∶2的比例充分混合均匀，加入凉开水，和成米糊状。

②在平底锅中加入少量食用油烧热，将和好的米糊倒入平底锅中，用手握住锅柄，做摇晃的绕圈动作，使锅里的米糊均匀地平摊在锅底，和烧热的食用油充分接触。

③待一面煎至焦黄色的时候，用锅铲将成形的面饼整个翻个面，将另外一面也煎成焦黄色即可出锅。

制作中需注意的是，食用油最好不要用动物油，如果没有豆油、玉米油等常用植物油，也可以用茶油代替。荞麦饼出锅之后，可以直接食用，也可以为了美观用爱心形状的模具切成心形。

（2）推荐食谱：神仙米糊

准备主料：荞麦100克，黑豆、花生、黄豆各50克，黑芝麻30克，宁夏枸杞子5～10粒。

做法：

①将荞麦、黑豆、花生、黄豆放入凉开水中隔夜浸泡，到了第二天晨起时，

用米筛过滤，去除杂质。

②将泡好的各种谷物和豆类放入豆浆机中，然后将黑芝麻放入，加入适量凉开水，设定豆浆机的模式为五谷豆浆功能。

③待豆浆机程序结束后，倒出成米糊状的豆浆。不需要用筛子过滤，将液体和固体一起倒出，然后用勺子充分搅拌成糊状，加入几粒宁夏枸杞子即可食用。

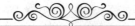

2
燕麦：减缓血液中葡萄糖含量的升高速度

中医认为，燕麦性平味甘，具有补虚止汗的作用。燕麦中的亚油酸是人体内最重要的必需脂肪酸之一。人体细胞的各种新陈代谢活动都需要亚油酸的帮助，可以说，燕麦是人体新陈代谢的催化剂。

燕麦中含有大量不饱和脂肪酸和膳食纤维，特别是皂苷，有很好的降低血脂作用，所以能够预防糖尿病的并发症之一——高脂血症。有些糖尿病患者对每天的主食非常在意。菜肴可以通过人为控制来减少摄入量，但是主食总不能不吃吧，于是对主食的选择总是十分纠结。我可以告诉广大读者朋友们，燕麦是最好的选择之一。

燕麦所含的膳食纤维可以减缓血液中葡萄糖含量增加的速度。因为膳食纤维在胃肠道内和淀粉等糖类交织在一起，并延缓糖类的吸收，所以能够起到降低餐后血糖的作用。

特别值得一提的是，燕麦中含有少量抗氧化剂，这些抗氧化剂会改善血管中的黏稠环境，从而降低血液中的胆固醇水平，起到降血脂的作用，可以预防高血脂和冠心病等糖尿病并发症的发生。

说到燕麦，不得不提一提现在市场上出现了很多燕麦制品，有麦片、燕麦乳等。市面上的大多数燕麦制品都会为了迎合消费者的口感，加一些添加剂，例如白糖、牛奶、甜味剂等。并不是所有燕麦制品都适合糖尿病患者食用，所以购买时一定要小心谨慎，要看外包装上的原料组成，看到有糖类就最好不要购买了。额外摄入这些添加剂会增加机体的负担，反而得不偿失。

（1）推荐食谱：燕麦面条

准备主料：燕麦面500克，黄瓜、胡萝卜各100克。

做法：

①将优质精白燕麦面放入盆中，加入清水，用手搅和揉按，制成面团。

②将面团放入制面的筛孔器中，用筛孔器制作成一条条粗细均匀的燕麦面条，绕在盘子里，放入蒸锅中蒸熟备用。

③将黄瓜和胡萝卜切成细丝，加入酱油、食盐、醋、香油等调味品一同炒，并且加入水淀粉调成卤汁。

④将备用的燕麦面条取出，放入碗中，浇上卤汁，拌匀即可食用。

（2）推荐食谱：燕麦香芹豆腐粥

准备主料：燕麦片100克，香芹20克，豆腐30克。

做法：

①将燕麦片放入锅中，加入少许清水，大火熬成粥状，然后用小火炖煮。

②将香芹洗净，切成细丁；豆腐切成1厘米见方的小块。

③将香芹和豆腐一同放入锅中，和燕麦粥混合均匀，盖上锅盖，小火熬10分钟即可食用。

可以去超市买现成的燕麦片（产地为丹麦的最佳），最好买纯燕麦片。有些燕麦片是速溶的，掺了牛奶之类的饮品，不要用那种早餐时泡着喝的速溶麦片。

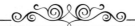

3
莜麦：全谷食物中调节血糖的佼佼者

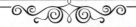

作为一种慢性疾病，其实糖尿病本身并不可怕，只要控制好血糖，使血糖的波动不要太大，就不会对身体造成太大影响。有些糖尿病患者终身患有糖尿病，即使最后走到生命的尽头，也不是糖尿病引起的，大多数糖尿病导致的严重后果，都是因为糖尿病并发症。

虽然目前依旧没有治愈糖尿病的方法，但是医学一直在发展和进步，对于糖尿病的探索从未止步。近期就有专业研究团队发现，饮食结构的变化可以改善糖尿病患者的结局。有专家提出，可以将饮食疗法作为一种最基本的治疗手段，贯穿整个糖尿病的治疗管理过程中，通过寻找安全、快速、有效的饮食疗法来防止糖尿病的发展和并发症的出现。

莜麦和其他谷物一样，可以作为人类的主食。大多数莜麦被磨成面粉，做成各种点心，但是这种食物我们不经常吃，这是因为它的口感不是很好，属于粗粮。我之前特意尝试过将莜麦磨成面做成糕点食用，口感实在太差，在嘴里发涩，有点苦，所以用莜麦当主食的人就非常少了。

虽然莜麦的口感较差，但是不妨碍莜麦作为糖尿病患者的主食。莜麦作为全谷食物之一，拥有完整的谷粒（有胚芽、胚乳、麸皮），再加上含有天然的营养元素，有良好的控制血糖作用。为什么莜麦口感不好，我还要在这里向大家推荐呢？这是因为莜麦在营养成分方面的优势，是其他全谷食物无法比拟的。

莜麦的营养特点和生长环境有关系。莜麦主要生长在干旱、寒冷的高海拔地域，这么恶劣的生长环境使得莜麦在生长过程中因自身成长的需要将植物本身大部分的糖类消耗掉了，其他功能营养素的含量就相对提高了，其中蛋白质、维生素、矿物质和膳食纤维含量是普通谷物的几倍之多。特别是膳食纤维，对于血糖的控制和改善有很好的作用，莜麦的膳食纤维含量很高，约占20%。

当莜麦进入我们人体的消化系统后，可以有效地增加肠道黏液的黏稠度，阻碍肠道对葡萄糖的吸收。肠道上皮细胞对葡萄糖的吸收延缓，就能有效地控制餐后血糖。莜麦还能有效地减缓消化液对糖类物质的分解，延长糖类物质的消化时间，降低消化道对葡萄糖的吸收速率，从而达到调节血糖的目的。

莜麦作为全谷食物中调节血糖的佼佼者，因为口感的原因，不被大多数患者朋友接受，现在我就和广大读者朋友聊聊莜麦的做法。

推荐食谱：莜麦凉皮

准备主料：莜麦面150克，黄瓜丝适量，葱、姜、蒜、食醋、香油、生抽各少许。

做法：

①在莜麦面中加入开水，用筷子快速地搅拌成雪花状，然后晾置15～20分钟，用手摸一下，温度不烫手即可。

②用手揉捏，将莜麦面揉搓成面团，用保鲜膜把和面容器封上，静置一会儿。

③在案板上抹一层食用油，将莜麦面团放在案板上，用擀面杖擀成薄薄的一层面皮，然后将面皮放入蒸锅中，大火蒸制15分钟。

④在蒸制面皮时准备其他食材，黄瓜丝加入少量的葱、姜、蒜，放入食醋、香油、生抽调味。

⑤将蒸好的莜麦皮取出自然放凉，然后卷成卷，切成宽一点儿的丝，放入黄瓜及调料，搅拌均匀即可食用。

4
黑米：防止餐后血糖急剧上升

在中医典籍里，很早就有对黑米的记载。李时珍在《本草纲目》中记载，黑米主治"走马喉痹，调中气，主骨节风，瘫痪不遂，常年白发"，说的就是黑米有治病强身、延年益寿的功效，因此民间又称黑米为"药米"和"世界米中之王"。

黑米会有这样的美誉，和它作为中药的功效有很大关系。中医认为，黑米性温味甘，具有温阳暖胃、补脾止泻、通利小便的功效，长期食用还可以益气健体。黑米粥是我经常在临床上给患者朋友推荐的药膳之一，因为"粥者缓也"，药效微弱，可以慢慢调节机体的状态，而不像药物一样具有强效的作用。这种调养方法既能预防糖尿病，又不会导致机体出现重大的损伤。

要说黑米防止餐后血糖急剧上升的作用，必须要说的就是黑米中特有的营养成分，例如叶绿素、花青素、胡萝卜素等特殊成分，这几种营养物质是大米中缺乏的。

就因为多了这么几样物质，黑米就比大米更加有营养了。

黑米和燕麦一样，含有丰富的膳食纤维，这些膳食纤维可以使餐后血液中血糖的含量缓慢升高。

再和广大读者朋友说说黑米在预防糖尿病并发症方面的作用。黑米中的矿物质要比普通大米高出1~3倍，例如铜、锌、锰、钾、镁等元素，这些矿物质有利于控制人体内血管中血液的流速，从而起到调控血压的作用，在很大程度上减少糖尿病患者出现心血管系统并发症的概率，所以伴有高血压、冠心病的老年糖尿病患者可以把黑米作为膳食调养的一部分。

（1）推荐食谱：虾仁黑米煲

准备主料：黑米150克，虾仁5个，白玉豆50克，香芹2根，排骨汤550毫升。食盐、食用油少许。

做法：

①将黑米洗干净，放入高压锅中压制10分钟，使黑米熟烂，然后倒出放在盆里冷却，洒上少量清水，用勺子搅拌，使块状的黑米分离开来，分散成一粒粒的颗粒状。

②将虾仁放入锅中，加少许食用油煎制成白色，然后放入白玉豆翻炒一下，加入少许食盐，以便虾仁入味去腥；将准备好的黑米粒和翻炒好的虾仁、白玉豆一同放入砂锅中，倒入排骨汤，刚刚没过食材即可，文火炖煮半个小时，关火前5分钟放入切好的香芹焖煮，关火即可食用。

（2）推荐食谱：南瓜黑米粥

准备主料：黑米、南瓜各200克。

做法：

①将南瓜切成薄片，使其更容易煮烂。

②将黑米洗干净，和南瓜片一起放进高压锅，加入适量清水压制30分钟。

③开锅后，用勺子在锅中搅拌，将南瓜捣烂呈糊状，和黑米混合在一起，即可食用。

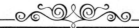

5

红小豆：提高人体对葡萄糖的利用率

每次我向糖尿病患者推荐红小豆这种食物的时候，都会遭到患者的质疑："医生，红小豆不是做豆沙用的吗？糖尿病人不是不能吃像豆沙这种含糖量高的食物吗？"

确实，红小豆是用来做豆沙的主要原料。但是大家应该都知道，制作豆沙的过程中要加入大量白糖，这样豆沙才会有甜味，才能用来制作各种各样的甜品。红小豆本身的含糖量并不高，所以糖尿病患者朋友可以放心地食用红小豆。

中医认为，红小豆味甘性平，具有除烦闷、健脾胃、利小便的功效。在中医古代典籍里，红小豆制成的菜肴被当成药膳来食用已经有很长的历史了。在《食疗本草》中就明确记载："（红小豆）和鲤鱼烂煮食之，甚治脚气及大腹水肿……散气，去关节烦热，令人心孔开，止小便数；蓁赤者，并可食。止痢暴痢后气满不能食，煮一顿服之。"

现代研究表明，红小豆是物美价廉的天然降糖"药物"。

首先，红小豆能够提高人体的葡萄糖利用率，将大部分葡萄糖转化为能量供给机体使用。

其次，红小豆中含有大量的B族维生素。众所周知，B族维生素是人体生命活动的必需品，它们大部分都是辅酶，参与人体内葡萄糖、蛋白质、脂类物质代谢，是让食物分解转化成能量的关键。红小豆能够帮助人体有效地消化吸收已经摄取的食物，使其充分地转化成能量，这样就大大提高了葡萄糖的利用率，从而达到控制糖尿病患者血糖的目的。

（1）推荐食谱：红豆酒酿小元宵

准备主料：红小豆150克，纯糯米小元宵100克，米酒糟15克，无糖西湖藕粉1包，桂花少许。

做法：

①将红小豆放入锅中，大火熬制成沙状的米糊。如果嫌时间太久，可以直接用高压锅压制。

②在红小豆米糊中加入米酒糟，煮沸后改中火，加入小元宵，搅拌均匀。待小元宵煮至浮起，改小火，放入少量西湖藕粉增加黏稠度，搅拌均匀，撒上少许的桂花即可出锅食用。

红豆酒酿小元宵是南京的传统小吃。冬日里来一碗热气腾腾的红豆酒酿小元宵，既暖胃，又降糖，是糖尿病患者朋友的首选。

（2）推荐食谱：红豆莲藕汤

准备主料：红小豆、莲藕各100克，食盐少许，骨汤适量。

做法：

①将红小豆洗净，用清水浸泡2小时以上。

②将莲藕去皮洗干净，切成厚实的大块，然后放入骨汤中炖煮。

③加入浸泡好的红小豆，小火焖煮1小时左右。当红小豆呈糜状即可加入少许食盐调味，出锅即可食用。

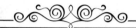

6
黑豆：可影响胰岛素分泌功能

　　黑豆作为豆类食品的一种，在糖尿病的预防方面有独特的功效。我每次向患者朋友推荐黑豆的时候，经常会提到两种物质——胰蛋白酶和胰凝乳蛋白酶。

　　记得有一次单位组织我们去郊区义诊，我发现当地的老年居民大部分都患有糖尿病，所以我的诊桌前排起了长长的队伍。义诊活动结束了，这些患者朋友还围着我，不让我走。后来，当地街道办事处的工作人员就邀请我给大家普及一下糖尿病患者的健康饮食，当时我就重点介绍了黑豆增强胰腺功能的作用。

　　黑豆之所以能增强胰腺功能，是因为其中含有胰蛋白酶和胰凝乳蛋白酶，这两种酶具有增强胰腺功能的作用，能够促进胰岛素分泌。而糖尿病的发生和发展过程和胰岛素密切相关，之前的章节已经详细介绍过了，在此就不再赘述。

　　当时有患者朋友提问："我得糖尿病已经二十多年了，在家也看一些养生类的节目，现在这种节目种类非常多。有些专家说了好些食物都适合糖尿病患者食用，于是我就天天在家折腾，又是黑豆，又是黄豆，害得我家孩子都不乐意了，说我天天和豆子干仗。可是就这样我的糖尿病也不见好啊。是我买的黑豆种类不对，还是你们在忽悠人啊？"

对于这位患者朋友的质疑，我一点儿都不感到意外。食疗和药疗不一样，食疗的过程本身就比较长，不像药疗在指标上很快就体现出来；食疗不仅需要大家的耐心和恒心，而且要讲究一些饮食的小技巧，这样才能达到事半功倍的效果。

说到黑豆的食用方法，很多人会有疑问：黑豆不是放米里煮煮就能吃了吗？还有什么吃法啊？现在我就给广大读者朋友介绍几样黑豆的吃法。

（1）推荐食谱：黑豆枸杞炖腐竹

准备主料：黑豆150克，腐竹50克，宁夏枸杞子10余粒，食盐少许。

做法：

①将腐竹折成小段，放在冷水里泡发；黑豆用清水浸泡1～2小时。

②将泡好的黑豆放入砂锅中，加入适量清水，大火煮开，转小火慢炖1小时，让黑豆有些微微开裂。

③加入腐竹，小火慢炖至腐竹松软，加入枸杞子、食盐，盖盖儿焖煮15分钟左右，出锅即可食用。

（2）推荐食谱：黑豆薏米百合汤

准备主料：黑豆100克，薏米50克，百合干20克，黑芝麻少许。

做法：

①将黑豆、百合干和薏米一同洗净，放入清水中浸泡2小时左右。

②将泡好的黑豆、百合干和薏米放入锅中，加入适量清水，以刚刚没过食材为宜。点火煮开约半个小时，待薏米膨大，转小火继续慢炖半小时出锅。此时百合和黑豆已经成糜烂状，口感很绵软，加入少许黑芝麻点缀即可。

有些人做菜时喜欢把黑豆皮剥掉，这样做不好。黑豆外皮中含有丰富的花青素，而花青素有很好的抗氧化作用，能清除人体内的自由基，所以最好不要去皮食用。

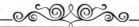

7

绿豆：消肿利尿，止口渴

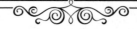

现在我给大家介绍一种常见食物——绿豆，相信大家基本上都知道它的治疗作用。

有一次我去社区给大爷大妈们做讲座，一提到绿豆，大家就讨论开了。有的说绿豆的解毒功效好，有的说绿豆是防暑降温的佳品，还有一位大爷甚至用亲身经历给大家讲了一个小故事，来增强大家对绿豆的信任。

我将这位糖尿病患者朋友的亲身经历分享给大家。这位患者朋友是位六十来岁的老大爷，患糖尿病已经二十多年了，血糖控制得一直不是很好，总是居高不下，这和老大爷嘴馋有关系。去医院就诊的时候，医生一直劝老大爷用胰岛素调控血糖，但是由于现在糖尿病的科普还不够，很多人对每天在自己皮下注射胰岛素有抵触情绪，这位老大爷也不例外，就一直拖着，只用口服药物降糖。

老大爷的血糖就这么时好时坏地控制着。虽然血糖不平稳，但是老大爷年轻时当过兵，体质比较好，所以也没有什么不适症状，就这么慢慢拖着。有段时间也不知怎么了，老大爷的下肢出现了水肿，一按一个坑，特别是脚踝处特别严重，袜子都快穿不进去了。去了医院，做了检查，也没别的原因，医生认为还是糖尿病闹的。

除了每天规律地服用药物之外，老大爷也不知道从哪儿听说绿豆能够消肿，就每天让老伴在家煮一大锅绿豆，煮得稀巴烂。吃饭的时候，其他人吃大米饭，而老大爷就吃绿豆煮出来的糊糊，每顿都吃。老伴时常笑话他，说他整个人都吃绿了。没想到老大爷的水肿渐渐地消退了，血糖居然也开始平稳起来。等到他去医院讲给医生听的时候，医生还不相信，检查了一番后就一直说："这也太神奇了！"

虽然老大爷的故事有一些传奇色彩在里面，也不具有普遍性，但是中医认为，绿豆性平味甘，确实具有消肿利尿的作用。早在几千年前，老祖宗就用绿豆来治病救人。

绿豆止渴降糖的功效和其中含有的低聚糖密切相关，例如戊聚糖、半乳聚糖等。这些低聚糖不像葡萄糖那样能够在人体消化道内被消化酶分解吸收，一般都以原来的形态排出体外，所以绿豆提供的热量要比其他食物低很多。绿豆既能够给人提供饱腹的感觉，又不会给人提供过多的能量，所以对糖尿病患者有辅助降糖的作用。绿豆具有生津止渴的作用已经被广大读者朋友熟知，经常被用来作为夏季的饮品，能有效地缓解糖尿病患者口渴喜饮的症状。

（1）推荐食谱：绿豆羹

准备主料：绿豆200克，干百合5克。

做法：

①将绿豆洗干净，和干百合一起浸泡2小时以上。

②在高压锅中加入绿豆、百合，加入适量清水炖煮，自选保压30分钟。打开锅盖，用勺子搅拌至豆沙状，盛出放凉即可食用。

糖尿病患者可以用绿豆羹来代替米饭。如果是当成主食的话，可以少加水，让绿豆羹稠、厚一些；如果是用来当成饮品，可以多放水，让绿豆羹呈半流食状态。

（2）推荐食谱：绿豆银耳小丸子

准备主料：绿豆200克，糯米小丸子100克，银耳、桂花少许。

做法：

①将糯米小丸子煮熟，捞出备用；银耳泡发，洗净。

②将绿豆洗干净，放入锅中，加清水炖煮30分钟，待快熬成豆沙时，放入少许洗净的银耳。

③待银耳和绿豆完全变成糜状，用锅勺捞出，盛入备好的装糯米小丸子的碗里，用余温将小丸子加热，最后放一小撮桂花点缀，即可食用。

可以将银耳撕得碎一些，这样就能充分和绿豆沙混合均匀。如果自己不会制作糯米小丸子，可以在超市中购买冷冻的成品。

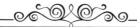

8

黄豆：为机体补充优质蛋白质

黄豆是广大老百姓的传统食物，现代营养学对其做了很多研究，也证明了黄豆在多方面对人体的健康有益。有人说大豆含有大豆异黄酮，可以用于妇女更年期调理，但也有人说糖尿病肾病患者应控制蛋白摄入，禁食豆制品，可见对大豆的研究在学术界存在两种不同的认识。

一位国外的著名营养学专家曾经在一次大会上做报告，提到了黄豆预防糖尿病并发症的作用，并且把他们实验团队的实验结果拿出来和我们分享。他们研究了二十多例糖尿病肾病患者，设计了一个完整的实验方案，将这些患者分成了两组，一组每天食用黄豆做成的蛋白粉，一组食用动物原料制作成的蛋白粉。这两种食物本身都添加相同的调味剂，混合在其他食物里食用，使患者本身分辨不出来。

经过半年的时间，结果令人震惊：食用动物蛋白粉的糖尿病肾病患者尿中蛋白含量有明显增高，而食用黄豆蛋白粉的糖尿病肾病患者尿中蛋白含量反而降低了10%，这就表明黄豆蛋白粉具有明显降低尿蛋白、提升机体利用蛋白质的功效。

此外，他们还发现，食用黄豆蛋白粉的糖尿病肾病患者体内的高密度脂蛋白的含量提高了4%。高密度脂蛋白在医学上被誉为"降脂卫士"，是对人体有益的脂蛋白，可以大大降低心血管系统的疾病，这有助于防止出现糖尿病心血管并发症。由此可见，糖尿病肾病患者一概不能用豆制品的观点未必正确。

在临床上，我们一般并不强调早期糖尿病肾病患者禁用大豆制品，但如果进入慢性肾功能衰竭尿毒症阶段，蛋白质还是应该严格限制的。此时过分强调大豆的好处，恐怕就不那么合适了。

（1）推荐食谱：黄豆炖猪蹄

准备主料：黄豆200克，猪蹄1只，食盐、香菜各适量。

做法：

①将猪蹄去毛，洗干净，用刀用力剁三下，但是不要剁得完全分离开，最好皮肉相连；黄豆洗干净，放在水中浸泡2小时以上。

②将剁好的猪蹄和泡好的黄豆一同放入锅内，加清水，刚好没过猪蹄即可。用高压锅压制，保压20分钟，出锅前放入食盐和香菜调味即可。

猪蹄可选前脚猪蹄，因为这样的猪蹄肉多、油脂含量少。食用时，可将猪蹄取出，只留黄豆食用，这样既能防止进食大量的油脂，又能保持黄豆营养丰富。

（2）推荐食谱：黄豆炖香菇

准备主料：黄豆100克，新鲜香菇15个，豆瓣酱、食盐、食用油各适量。

做法：

①将黄豆洗干净，用清水浸泡2小时以上；香菇洗净，切成小块。

②将黄豆放入锅中，加适量清水，盖上锅盖煮熟，盛出备用。

③坐锅点火，锅内放少许食用油，加入香菇煸炒，然后放入熟黄豆，放点豆瓣酱，加食盐翻炒调味，出锅即可食用。

煸炒香菇的时间一定要长一些，因为香菇不容易熟透。

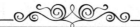

9

魔芋：既扛饿，又降低餐后血糖

魔芋是一种历史比较悠久的食物。早在两千多年前，中国劳动人民就对魔芋进行了栽培，利用魔芋中的淀粉制作各种美食。现代人对魔芋的食用方法多样，特别是火锅和麻辣烫，有各种魔芋制成的食品。

老百姓对魔芋的喜爱不言而喻，但是在介绍魔芋的好处之前，需要提醒广大读者朋友一句：生魔芋有小毒，特别是可食用部位——块茎的毒性最大，所以在制作魔芋食品的时候，一定要进行充分加热，使有毒物质分解。现在城市居民已经很少自己制作魔芋食品了，大多数人都会去市场选半成品。这些半成品基本上都已经经过高温处理，所以可以放心地食用。

每次出门诊的时候，经常碰到糖尿病患者朋友向我抱怨："医生，我知道得了糖尿病要控制饮食，但是我饿得实在难受，又不敢多吃，这日子都没法过了，太遭罪了。"

饥饿感是糖尿病患者不可避免的问题，只是有些人明显，有些人轻微罢了。对于这样的患者朋友，我都会向他们强烈推荐魔芋这种食物，因为魔芋中含有大量的葡甘露聚糖。有些读者朋友也许没有听说过这种物质，打个比方大家就会明白，它相当于一种膨大剂，在胃肠里具有强大的膨胀力，使人产生强烈的饱腹感，就像吃了一块压缩饼干，又喝了一杯水一样。不过，葡甘露聚糖含的能量极低，不会造成机体血糖升高。魔芋中还含有一种成分叫作魔芋凝胶，它能够附在胃肠道的表面，形成一层薄薄的保护膜，这样不仅能阻碍各种有害物质的侵袭，还能延缓机体对葡萄糖的吸收，从而控制血糖值。

（1）推荐食谱：蚝油扁豆炒魔芋

准备主料：泡发魔芋200克，长扁豆150克，菜椒1个，蚝油、生抽、食用油各适量，葱、姜、蒜、食盐各少许。

做法：

①将扁豆去两头的筋丝，洗干净，放入锅中用开水焯一遍，备用；魔芋切成长条状；菜椒洗净，切丝。

②在锅内倒入食用油，加葱、姜、蒜炝炒一下，放入扁豆，翻炒7～8分钟，然后放入蚝油和生抽。

③待扁豆变色之后，放入魔芋条和菜椒丝，继续翻炒，最后加入食盐调味，熟透即可出锅食用。

扁豆有小毒，加热不充分很容易中毒，导致拉肚子，所以要多炒一会儿。

（2）推荐食谱：豆芽魔芋锅

准备主料：魔芋结200克，黄豆芽、时令蔬菜各100克，火腿肠1根，食盐、生抽各少许。

做法：

①将魔芋结洗干净，放入锅中加清水煮开，15分钟后，煮至八成熟。

②放入黄豆芽和切成块状的火腿肠，加食盐、生抽调味，出锅前再放入时令蔬菜稍煮一下，即可食用。

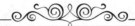

10

山药：既能代替主食，又能调节血糖

在北方菜系中，经常看见山药，但是在南方菜系中就比较少见，我来北京上学之前都不知道有山药这种美味的食物。山药不仅是食物，也是一种常用的中药，例如在千古名方——六味地黄丸中就用到了山药。

山药的药用价值在《本草纲目》中有明确记载："益肾气、健脾胃、止泻痢、化痰涎、润毛皮。"因为山药既是山中之药，又是食中之药，所以它不但在中药中运用广泛，也是我们经常食用的保健食品。

有些医生在临床中非常偏爱使用山药，我就是其中之一。在临床上，给大多数糖尿病患者开中草药处方的时候，我都会用上一味山药，有些是取山药的健中补虚作用来增强患者体质，有些则是取山药补肝肾的作用来预防糖尿病肾病的出现。

中医讲"医药同源"，既然山药在药方里能够给我们带来这么多好处，是不是我们平时适当多吃一些也能起到有益健康的效果呢？答案是肯定的。对于山药的作用，我就不多说了，广大读者朋友肯定都听说过不少，连路边卖菜的老大爷也能随口说出几种功效。

这里我和大家详细介绍一下山药的一种特殊功效——防治动脉硬化。之所以有这样的功效，是因为山药的块茎中含有大量的黏蛋白。黏蛋白是一种多糖蛋白质，能够有效地防止脂肪在心血管上沉积，有效地保护血管壁的弹性，预防动脉粥样硬化斑块的形成。这样的保健功效，可以大大减低糖尿病心血管并发症发生的概率。

（1）推荐食谱：山药寿司

准备主料：山药500克，火腿肠3根，酸萝卜、酸黄瓜各适量。

做法：

①将山药洗干净，去皮、切块，放入蒸锅中大火蒸制20分钟。蒸熟后取出，放到一次性保鲜袋里，用擀面杖将山药块擀成山药泥。

②将平整的保鲜袋的四边剪开，去除保鲜袋的上面一层，在山药泥的中间放上切成细丝状的酸萝卜、酸黄瓜、火腿肠，再用做寿司用的竹帘将山药泥卷起来，放入冰箱中静止10分钟。

③打开保鲜袋的外面一层，把山药卷放在案板上，刀蘸水，将山药卷切成小段，和寿司大小一样即可。

（2）推荐食谱：椰汁蒸山药

准备主料：山药500克，椰子1个，宁夏枸杞子10余粒。

做法：

①将山药洗干净，去皮，切成条状，放入盐水中浸泡片刻，然后取出平铺在盘子上（数量多的话可以铺两层），撒上枸杞子。

②将椰子打破，倒出椰汁，掏出一些椰果肉，切成小丁，放入椰汁中混合均匀后，倒在盛满山药的盘子里。

③将盘子放入蒸锅中，蒸制20分钟左右，至山药绵软即可出锅食用。

第四章

药食同源，吃对蔬果降血糖

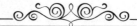

1
南瓜：备受争议的"控糖明星"

在出门诊的时候，我每次向糖尿病患者推荐南瓜这种食物的时候，大部分患者朋友都会张大嘴巴，一脸惊讶地叫道："南瓜也可以降血糖？南瓜中不是含有大量的糖吗？吃起来甜甜的，怎么还能降血糖？平时我都特别注意，从来不吃南瓜。"

我总是笑笑，然后回答："南瓜当然能够降血糖啦。吃法不同，效果当然就不同啦。糖尿病患者不是不可以吃南瓜，是要适量地吃。"

南瓜又名番瓜，中医认为，其性温味甘，具有补中益气、化痰消胀的功效，并且具有利水的作用。一说到利水，有些患者朋友就应该明白了。糖尿病后期有一个症状就是水肿，特别是双腿、双足等部位十分明显，一按一个手指印。南瓜有利水消肿的功效，对糖尿病引起的水肿特别有效。

之前在一次社区义诊宣讲活动上，我就详细介绍了这个备受争议的"控糖明星"——南瓜。南瓜之所以有降糖的作用，最主要的原因是它含有大量的果胶纤维素。当我们吃下去含有果胶纤维素的食物以后，果胶纤维素可以和食物中的淀粉充分混合，大大增加了胃内容物的黏稠度，延缓了胃内食物的吸收速度，使糖类吸收变慢。胃内的食物吸收速度变慢之后，糖类的吸收也就跟着减慢了，从而延迟了胃的排空时间，并且改变胃肠蠕动的速率，使饭后的血糖不至于升得过快。

此外，果胶纤维素会形成一种凝胶状的物质覆盖在胃肠黏膜上，就和我们平常使用的芦荟凝胶一样，形成一层屏蔽装置，使肠道对糖类的消化和吸收速度延缓，使血糖随之降低。

说了这么多，其实简单概括起来就两句话，在临床上我也经常这样给患者朋友解释："南瓜能够调节血糖，其实就是果胶纤维素起的作用。果胶纤维素能够减少胃肠道消化酶的分泌，形成一层保护膜，延缓糖类的吸收，降低餐后血糖水平；并且果胶纤维素的饱腹效果明显，患者朋友吃了南瓜就不会有明显的饥饿感，这样就间接地控制了饮食，对降低血糖也有一定的好处。"

近几年来，越来越多的学者对南瓜进行了大量研究，市场上也出现了大量的以南瓜为原料的保健品，例如南瓜粉等，号称"能够治愈糖尿病"，说得天花乱坠，显得很神奇。其实完全没有必要花那么多的钱去购买这些保健品，我们在家就能自己烹调一些以南瓜为主的饭菜，同样能够起到调节血糖的效果。接下来，我就给广大读者朋友介绍几种我常做的南瓜类菜肴。

（1）推荐食谱：鹌鹑蛋炒南瓜

准备主料：南瓜350克，鹌鹑蛋10枚，食盐、食用油、葱段各适量。

做法：

①将鹌鹑蛋洗净，放入热水中煮熟，去壳备用；南瓜洗净，切成1～2厘米厚的薄片。

②在热锅中倒油，放入南瓜片炒制片刻，加适量热水，盖上锅盖炖煮10分钟左右。

③当南瓜表面呈现出糊状时，放入鹌鹑蛋，使鹌鹑蛋表面全都覆盖上糊状的南瓜，加入食盐、葱段即可出锅。

（2）推荐食谱：枸杞炖南瓜

准备主料：南瓜400克，宁夏枸杞子10余粒。

做法：

将南瓜连皮一起洗净，切成每个100克左右的块状，放入蒸锅中，撒上枸杞子，蒸半小时左右。出锅前用筷子杵一下，南瓜成泥状即可出锅，无须添加其他调味品。取出当主食食用即可。

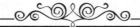

2
苦瓜：抑制高血糖的"植物胰岛素"

作为中医医生，有句老话我时常会挂在嘴边："苦口良药，不苦怎么治病？"在酸、苦、甘、辛、咸五味之中，苦味通常有清热解毒、消肿止痛的作用，所以才会有这句话。

作为为数不多的能被人们接受的苦味食物，苦瓜首先令人想到的就是清凉、解毒、降火的食疗作用，这一点也为老百姓所熟知。大家在出现长痘痘、嗓子疼、烂嘴角等上火症状的时候，如果碰见苦瓜，都会下意识地多吃一些。

中医认为，苦瓜具有清热解毒、养血滋肝的效果，在古代中药典籍《救荒本草》和《本草纲目》里就有这方面的记载，强调苦瓜能够防治消渴病，有"止渴""治烦渴引饮"的功用。

在治疗糖尿病的领域中，苦瓜并不是作为降火食物被医生们广泛使用的，而是作为强效的降糖食物，因为现代研究表明，苦瓜是抑制高血糖的良品，被誉为

"植物胰岛素"。这是因为苦瓜中含有一种特殊的物质——苦瓜苷，这既是苦瓜苦味的来源，也是降血糖的关键物质。苦瓜苷被人体吸收之后，能够充分刺激胰岛细胞分泌胰岛素，并且苦瓜的种子中含有一种蛋白质，这种蛋白质的功能和胰岛素类似，所以苦瓜被称为"天然的植物胰岛素"。

因为苦瓜是糖尿病患者朋友的保健菜肴，我要向广大读者朋友强烈推荐一道用苦瓜做的菜，这道菜是降血糖的上品，这就是河蚌苦瓜汤。这道菜在我的家乡非常有名，夏季家家户户都会食用此菜，但是自从我来到北京之后，就再也没有吃过了，因为河蚌这种食材一般在南方才有。为什么推荐广大糖尿病患者朋友食用这道菜呢？首先是因为苦瓜本身就是"植物胰岛素"，具有降血糖的作用；其次是因为河蚌肉甘咸而寒，具有清热滋阴、止渴利尿的作用。

（1）推荐食谱：河蚌苦瓜汤

准备主料：河蚌20余个，苦瓜1根，鸡蛋1个，食盐少许，食用油适量。

做法：

①将河蚌用刀掰开，挖出河蚌肉洗干净；在河蚌肉中打入1个鸡蛋，搅拌均匀，打出泡沫为宜。

②将苦瓜洗净，一切两半，将中间的瓜瓤掏干净，切成块状；苦瓜块用开水焯熟，然后用自来水冲洗一下，去除浓重的苦味。

③在锅中倒入食用油，用炒鸡蛋的方式将河蚌肉翻炒一下，鸡蛋凝固即可加入清水，没过食材为宜。倒入苦瓜，加食盐调味，盖上锅盖炖煮20分钟即可。

（2）推荐食谱：清心苦瓜

准备主料：苦瓜1根，紫甘蓝1个，食醋、食盐各适量。

做法：

①将紫甘蓝洗干净，切成细小的碎末，加入食醋、食盐搅拌均匀，腌制10分钟。

②将苦瓜洗净，切成片状，挖去中间的瓜瓤，放入开水中焯一遍，去除浓重的苦味。

③将苦瓜片在盘中摆放整齐，腌制好的紫甘蓝碎末放入苦瓜圈中，即可食用。

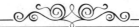

3
丝瓜：对津液不足的糖尿病有益

每次出门诊的时候，我总会遇到很多糖尿病患者朋友问这能不能吃、那能不能吃，其实患者朋友不用过于担心。对于常见的食物种类而言，大多数品种都是可以放心食用的，就是要注意控制摄入的量，只有一些含糖量高的食物和零食要多加注意。

读研究生的时候，中药老师对我说过一句话，对丝瓜进行了很好的描述："丝瓜全身上下都是宝，清热除烦肉里找。"这句话说的就是丝瓜具有清热除烦、生津止渴的作用，可以用来缓解糖尿病患者身热烦躁、口渴喜饮的症状。

在前面的章节里，我介绍过中医认为糖尿病的核心病机是热伤气阴，所以多表现为津液不足、口渴多饮。现代研究表明，丝瓜中含有的热量比一般蔬菜少很多，其中糖类仅占4%左右。每100克的丝瓜含26千焦（约6.21千卡）的热量，是低热量的蔬菜。

丝瓜中含有锰元素。锰元素作为金属酶的重要组成部分，可以刺激胰腺发育完全，促进胰岛细胞的增生，从而促进胰岛素的合成。丝瓜中还含有微量元素锌，锌元素参与了胰岛素在人体中新陈代谢的整个过程。经常食用丝瓜有助于补充这些元素，辅助治疗糖尿病。

（1）推荐食谱：清淡丝瓜汤

准备主料：嫩丝瓜1根，火腿肉5片，香葱少许。

做法：

①将嫩丝瓜去皮洗干净，用刀切成三角形的块状。

②在锅中倒入一碗清水，放入5片火腿肉提香，大火烧开，把切好的丝瓜放入开水中，盖上锅盖，丝瓜煮熟后，放入少许香葱即可出锅。

在夏季丝瓜上市的时节，很多人都会做这道菜，但是糖尿病患者的饮食需要低盐、低脂，所以在制作方法上会有一定的改变，以清淡为主。有些人这时候喜欢加一些浓汤宝之类的调味品提鲜，但是这样并不适合糖尿病患者食用。因为这道菜中有火腿，火腿腌制的时候就放入了食盐，所以就不需要加其他调味品了。

（2）推荐食谱：蒜蓉粉丝蒸丝瓜

准备主料：丝瓜1根，红薯粉丝1包，大蒜5头，生抽、食盐、食用油各适量。

做法：

①将红薯粉丝放在温水中浸泡20分钟左右，待红薯粉丝成松软状态，将红薯粉丝沥水备用。

②将大蒜剥皮，拍碎，切成细末状备用。

③将丝瓜洗干净，去皮，切成1厘米左右的厚块，平铺在盆底。

④在锅中加入食用油，大火加热，放入之前切碎的蒜蓉爆炒，加入生抽、食盐调味，然后放入红薯粉丝，当红薯粉丝充分染色变红时出锅，将蒜蓉红薯粉丝全部浇淋到丝瓜上，放入蒸锅中蒸制10分钟，即可出锅食用。

4
黄瓜：含糖量低，可以常吃

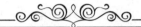

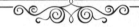

在临床上，我治疗糖尿病患者朋友时很"依赖"黄瓜，经常在巡查病房的时候，让患者朋友在床头备一些黄瓜，以便缓解饥饿难耐的情况。

为什么我喜欢推荐糖尿病患者朋友常吃黄瓜呢？中医认为，黄瓜性平味甘，具有清热解毒、生津止渴的作用。食用黄瓜一方面能够缓解糖尿病患者的饥饿感，另一方面可以缓解患者口渴喜饮的症状。黄瓜之所以具有这样的作用，主要是因为黄瓜本身的含糖量低，不到5%，并且富含膳食纤维，既不提供过量的能量，又能增强饱腹感。

对于糖尿病患者朋友而言，黄瓜是很好的辅食。如果还没到饭点，例如上午10点左右和下午3点左右，是糖尿病患者朋友最难熬的时间段，这时大部分患者都会出现强烈的饥饿感。在临床上，我经常在这个时间段看到一些患者朋友出现头晕、恶心、反酸的症状，这都是饥饿感造成的。这时我就会建议他们吃半根或者一根黄瓜来缓解，相当于加一次餐。

有些患者朋友会有疑虑：这样加餐会不会造成血糖的变化？其实患者朋友不需要过于担心。黄瓜中的糖类一般是葡萄糖苷和果糖，这两种糖不参与糖类代谢，所以糖尿病患者可以放心食用。

还有一点有必要提醒一下。有些患者朋友认为黄瓜这么好，口感也不错，就会把黄瓜当成水果来食用，以避免水果中的高糖量引起血糖的变化。虽然黄瓜对于糖尿病有一定的益处，但是把黄瓜当成水果来食用的方法并不可取，因为每种食物的营养价值都不相同，都有无可替代的作用。

（1）推荐食谱：黄瓜炒鸡蛋

准备主料：黄瓜1根，鸡蛋2个，食用油适量，香葱少许。

做法：

①将带皮黄瓜洗净，切成片状；鸡蛋打入碗中，用筷子打成泡沫状。

②在锅中倒入食用油，大火加热，倒入鸡蛋翻炒至成形。倒入切好的黄瓜继续翻炒，出锅前放入香葱即可食用。

炒黄瓜的时间不要太久，以免破坏黄瓜的营养元素，生一点儿的黄瓜口感更好。

（2）推荐食谱：黄瓜酸奶

准备主料：黄瓜1根，酸奶1瓶。

做法：

①将酸奶倒入杯中，放入冰箱中静置。

②将黄瓜洗干净，用淡盐水浸泡20分钟左右，捞出切成细小的丁状。

③将黄瓜放入料理机，放少许白开水，打成稀糊状，倒入酸奶杯中，用勺子充分搅拌均匀，即可食用。

市场上大部分酸奶都加了调味剂，口感较甜，所以需要注意，应该选取适合糖尿病患者的酸奶。

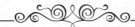

5
四季豆：有利于胰岛素发挥作用

　　老百姓中存在很多关于四季豆这种食物的谣传，这导致了很多糖尿病患者朋友对于四季豆存在很多疑问。有些患者朋友甚至认为吃四季豆会导致糖尿病肾病的出现，这更是无稽之谈。

　　我所在小区的邻居家小孩从小就患有糖尿病。说来也挺可怜的，这么小的孩子就患有糖尿病。因为有家族史，所以他们家对于饮食就非常注意，从小就对孩子严格要求，调控孩子血糖，延缓糖尿病并发症的出现。

　　有一天，小孩父母因为工作晚上很晚都没有回来。由于他家平时和我家关系非常好，就给我打电话，让我照顾下孩子，在我家吃顿晚饭。我爽快地答应了。因为对孩子的情况比较了解，所以在烧菜的时候我就注意，不放糖、少放盐、少放油。我当时烧了一个菜——四季豆烧牛柳。

　　孩子放学来到我家，在饭桌上，我们尽地主之谊，给孩子夹菜，让孩子多吃点，没想到孩子一点儿四季豆都不吃。我笑着问道："嫌叔叔做得不好吃啊？怎么不吃啊？"孩子委屈地看了我一眼，嘟囔着小嘴说道："不是的，妈妈说我有糖尿病，不能吃四季豆，吃完了会伤肝肾。"

听完之后我惊呆了，吃四季豆怎么会伤肝肾呢？其实四季豆本身就是高膳食纤维的绿色蔬菜，可以使血糖降低，有利于控制血糖。这些可溶性膳食纤维还可以降低胆固醇在体内的含量，这样就会大大降低血管粥样斑块形成的概率，对预防心血管疾病具有一定的作用。说糖尿病肾病患者不能吃豆类食品，一棍子把所有与豆相关的东西（包括红豆、绿豆、四季豆）都打死，实在是太绝对了。

第二天我就给孩子妈妈去了电话，询问她吃四季豆会导致糖尿病患者出现肝肾损伤是从哪儿听来的。孩子妈妈不好意思地说，从小到大她都是听大人们这么说的。我一边和她解释，一边和她讲解四季豆的降糖作用。四季豆中含有丰富的磷脂，而磷脂有利于胰岛素发挥作用，参与糖类代谢，糖尿病患者食用不但无害，反而有益健康。

（1）推荐食谱：橄榄菜肉末四季豆

准备主料：四季豆250克，猪肉馅100克，橄榄菜30克，食用油适量，葱、姜、蒜各少许。

做法：

①将四季豆洗净，切成0.5厘米左右长短的丁状；在锅中放入清水，大火烧开，放入四季豆焯熟，捞出备用。

②在锅中放入适量食用油，用葱、姜、蒜炝锅，加入2勺橄榄菜，再放入猪肉馅，翻炒至猪肉变色，放入四季豆丁，不停翻炒，出锅即可食用。

四季豆炒制的时候不容易熟，很容易造成拉肚子的症状，所以要先焯水。这道菜可以放少量酱油调味，不用再加食盐，因为橄榄菜本身就带有咸味。

（2）推荐食谱：清炒四季豆

准备主料：四季豆300克，葱、蒜、食盐、食用油各适量。

做法：

①将四季豆洗干净，用手掰成5厘米长短的段。

②在锅中放入食用油，加葱、蒜炝锅，然后放入四季豆大火翻炒，至四季豆由脆变软，加入食盐调味，倒半杯清水，盖上锅盖焖5～10分钟，开锅后撒上少许葱花即可食用。

糖尿病患者朋友制作这道菜的时候，要注意控制食用油的量，炒出来的成品最好不要看起来很油腻，有清爽感最佳。

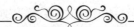

6
芦笋：提高肌肉的葡萄糖吸收率

也许是所学专业的缘故，我经常对食物的理化特性和作用有一种自然而然的反应，总想知道它适不适合糖尿病患者食用。在临床上，我发现大多数患者都知道糖尿病患者饮食的控制很重要，会影响到疾病的转归，所以问得最多的问题就是"我能不能吃……"。对于芦笋也一样。

芦笋口感清爽，素有"蔬菜之王"的美称。这种食材最近几年才为大家所喜爱，我小时候都没有见过芦笋，到读研究生的时候才开始渐渐地了解它。刚接触芦笋是我初到北京的那年，去一家饭馆吃饭，有人点了一盘响油芦笋。

因为是第一次吃，所以我的印象比较深刻。回去之后，我第一时间就去图书馆查了资料，想要详细了解芦笋这种食物。书上对芦笋进行了一些常规的介绍，有一个方面引起了我的重视——书中用大量篇幅介绍了芦笋能够控制血糖水平，特别适合糖尿病患者食用。

原来芦笋含有发酵型糖类，可以降低人的饮食欲望，从而控制糖尿病患者的饮食摄入量。不仅如此，芦笋还能够提高人体肌细胞对胰岛素的敏感性，提升人体肌细胞的葡萄糖利用率，可以提升至81%，增加肌细胞对葡萄糖的转化，有效控制机体的血糖水平，使血糖维持在一个稳定的状态，预防糖尿病并发症的产生。

因为芦笋的这种保健作用，催生了很多芦笋的衍生保健品。现在市场上已经出现了一些芦笋的提取液，用来预防、治疗糖尿病，并且价格昂贵。其实这些保健品完全可以用新鲜的芦笋代替。我们平常何不经常食用一些芦笋，这样也可以起到治疗糖尿病、控制血糖的作用。

（1）推荐食谱：芦笋熘鸡片

准备主料：芦笋250克，鸡腿2个，菜椒1个，红薯淀粉50克，水淀粉15克，食盐、生抽、味精、食用油各适量。

做法：

①将芦笋洗干净，切段备用；菜椒洗净，切成细条状。

②将鸡腿去骨，斜刀45°切片，越薄越好。鸡肉片加入红薯淀粉，加食盐、生抽、味精，用手搅拌均匀，静置腌10分钟。

③在锅中加入食用油，大火烧热，放入鸡肉片爆炒，使表面淀粉凝固包裹住鸡肉。待鸡肉片表面变色，加入芦笋和切好的菜椒，大火翻炒3分钟左右，放入水淀粉勾芡，出锅即可食用。

（2）推荐食谱：响油芦笋

准备主料：芦笋400克，葱、蒜、生抽、蚝油、茶油各适量。

做法：

①将芦笋洗干净；生抽、蚝油混合均匀，调成汁备用。

②在锅中加清水，大火煮开，放入芦笋焯1分钟左右，捞出装盘备用。

③在锅中倒入茶油，烧热后加入葱、蒜炝锅，加入调好的汁，迅速浇淋到芦笋上，即可食用。

清洗芦笋时，根部比较老的皮需要削掉。芦笋整根即可，不需要切。

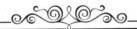

7

西蓝花：控制血糖又抗感染的好食材

西蓝花又称绿菜花，中医认为，其性凉味甘，有清热解毒的功效。哪些患者朋友需要多吃西蓝花呢？临床上我推荐最多的是患有糖尿病足的患者朋友，这是因为西蓝花本身具有控制血糖和抗感染的双重功效。

西蓝花属于绿色纤维类蔬菜，含有丰富的膳食纤维。这些膳食纤维可以增加机体细胞对胰岛素的敏感性，相当于增加了血液中葡萄糖的利用率，可以有效地防止餐后血糖急剧增高。

抗感染作用则是因为西蓝花含有一些清除机体自由基的营养成分，可以和人体产生的有害自由基结合并将其排出体外，这样就降低了感染的风险。糖尿病患者本身免疫力就低，对感染的防御比较差，所以当遇到一些微小的伤害时，很容易就出现感染的症状。

我有一位老患者，他每次都是因为糖尿病足来住院。他就是因为血糖控制不稳定，脚上不小心出现小伤口就不愈合。每次他来住院的时候都不好意思地说：“哎，又烂脚丫子了，真是没辙了。”

因为糖尿病患者朋友的机体免疫力低下，所以平时千万要小心，不要出现什么伤口，不然很难愈合。为什么糖尿病足的病人很多，但没有糖尿病手、糖尿病头的并发症呢？这是因为足部在人体的最底端，周围神经的病变与外周血管疾病合并承受过高的机械压力，就很容易导致溃烂的出现。

控制感染状态是一种很好的预防手段。西蓝花抗感染和控制血糖的作用并存，能够很好地预防糖尿病足的出现。不过，想让西蓝花发挥最大的功效，最好的食用方法是清煮，所以这位老患者一听我说要多吃西蓝花，他就皱着眉头埋怨：“又是清煮西蓝花，一点味道都没有。”为了给广大读者朋友提供更好的治疗方法，这里我介绍两种更好的食用方法。

（1）推荐食谱：西蓝花日本豆腐

准备主料：西蓝花、日本豆腐各250克，蚝油、生抽、食盐、食用油各适量，水淀粉少许。

做法：

①将西蓝花洗干净，掰成小朵；在锅中加水，大火烧开，把西蓝花焯一遍，焯的时间可以长一些，然后捞出摆在盘子的四周，围成一个圆圈，中间露出较深的空隙用来装日本豆腐。

②在锅中倒入食用油，加入蚝油、生抽、食盐，放入适量清水调制成红色酱汁。将日本豆腐切成厚度约1厘米的块状，放入锅中充分染色，煮开后加水淀粉勾芡，关火出锅，将日本豆腐倒入之前准备好的盘子中央，即可食用。

吃的时候，可以将西蓝花搭配着中间的日本豆腐吃，这样就不会寡淡无味了。

（2）推荐食谱：红烩西蓝花

准备主料：西蓝花300克，西红柿200克，葱、姜、蒜、食用油各适量。

做法：

①将西蓝花洗干净，去老根，掰成小朵，放在淡盐水中浸泡半个小时备用；

西红柿去皮，切成约3厘米见方的小块。

②在锅中倒入清水烧开，放入西蓝花焯2分钟左右，捞出沥水。

③在锅中放入食用油，加葱、姜、蒜爆香，倒入切好的西红柿翻炒，至西红柿熟透后加入清水，没过西红柿，盖上锅盖小火煮成浓厚的西红柿汤汁，然后放入西蓝花，煮熟之后即可开锅食用。

西蓝花沾有西红柿的清香，也不至于过于清淡。

8

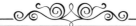

菜花：既延缓血糖升高，又明目

　　菜花和西蓝花都是有益于糖尿病患者健康的蔬菜，这两种蔬菜有些相像，只是颜色上有差异。

　　现在自媒体非常发达，我也开通了微信公众号，时不时发一些科普性的文章，为祖国的健康科普事业做一点儿贡献。每次发文章的时候，很多朋友都会在底下留言问一些问题。前段时间我写了一篇关于糖尿病忌口的文章，引起了广大网友的强烈反响。

　　有些朋友给我留言，说："糖尿病这不能吃，那不能吃，活得太痛苦了。"我也会耐心地回复："其实糖尿病患者大部分的食物都是能吃的，只是要控制饮食量而已。降低能量的摄取量，这样对控制血糖有一定好处，可以预防并发症的出现。"

　　有些患者朋友会问："食物不都是提供能量的吗？怎么判断哪些少、哪些多啊？"其实食物中含的能量和所含糖类多寡有关系。有些食物含糖量高，提供的热量就多；有些食物提供的热量少，是因为组成成分大部分是不被人体吸收的物质，例如膳食纤维等；还有一种类型就是自身水分含量比较高，菜花就是其中的一种。

菜花的水分含量在90%以上，只含有极少量的脂肪，其他的是大量的膳食纤维。除了有助于控制血糖之外，膳食纤维还有一个好处就是能够帮助人体形成粪便，有助于机体有害物质的排出。

菜花中还含有大量的维生素A和胡萝卜素，这两种营养素对机体最大的好处就是保护人的视力，因为它们能够给眼睛提供充分的抗氧化剂，这样可以防止眼睛感染，预防出现糖尿病眼病。

（1）推荐食谱：西红柿炒菜花

准备主料：菜花、西红柿各250克，葱、姜、蒜、食用油各适量。

做法：

①将菜花洗干净，用刀去老根，切成小朵状，放在淡盐水中浸泡30分钟备用；西红柿去皮，切成3～4厘米见方的小块。

②在锅中倒入清水烧开，放入菜花焯3分钟左右，捞出静置滤水。

③在锅中放少许食用油，加葱、姜、蒜爆香，倒入切好的西红柿翻炒，至西红柿熟透后加入清水，没过西红柿，盖上锅盖小火煮成浓厚的西红柿汤汁，然后放入菜花，煮熟之后即可开锅食用。

菜花沾有西红柿的清香，不至于过于清淡。

（2）推荐食谱：腌菜肉末炒菜花

准备主料：菜花250克，猪肉馅100克，干腌菜50克，葱、姜、蒜、食用油各适量。

做法：

①将菜花洗干净，用刀去老根，切成小朵状，放在淡盐水中浸泡10分钟；在锅中放入清水，大火烧开，放入菜花焯熟捞出备用。

②在锅中倒入食用油，用葱、姜、蒜炝锅，加入一小把干腌菜，再放入猪肉馅，翻炒至猪肉变色，放入菜花，不停翻炒，出锅之后即可食用。

因为菜花在炒制的时候不容易熟，所以要先焯水，否则生硬的口感不适合糖尿病患者朋友食用。这道菜可以放少量酱油调味，不用再加食盐，因为干腌菜本身就带有咸味。

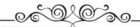

9

莲藕：糖尿病患者术后恢复的常用食物

在中国人的心目中，肯定对莲藕有一种独特的情感。莲藕不但是南方百姓家中常见的食物，而且在中医里被当作药材大量应用，作为药膳的历史十分悠久。现在，随着科学技术的发展，也出现了很多莲藕制成的保健食品。

临床上应用莲藕最多的是手术科室，因为腹部手术后一般都会禁食、禁水一段时间，等患者排气之后，才会允许吃一些流食，这时候藕粉就派上用场了。特别是对于手术后的糖尿病患者，藕粉是首选食品。但是，我在这里要提醒广大读者朋友：市面上大部分的藕粉制品为了适合口感都是含糖的，选用的时候一定要选不含糖的品种。

为什么医生会强烈推荐藕粉作为糖尿病患者朋友的术后饮食呢？因为莲藕本身有清热、凉血、止血的功效，对伤口有很好的止血作用，可以减少术后出血。并且莲藕味甘性凉，有生津止渴的作用，可以改善糖尿病患者朋友口渴喜饮、倦怠乏力的症状。

最主要的是莲藕含有大量的膳食纤维，可以帮助患者术后排便功能的恢复，其中特有的黏液蛋白可以与体内的胆固醇和三酰甘油结合，形成粪便排出体外，减少了人体的脂肪堆积，从而对预防心血管并发症有一定的益处。

（1）推荐食谱：香拌藕片

准备主料：莲藕250克，芹菜100克，炒花生米50克，干辣椒2个，香油、米醋各15克，食盐、生抽各适量。

做法：

①将莲藕洗干净，去皮切薄片；芹菜洗干净，切成丁状；干辣椒切碎。

②在锅中倒入清水，大火烧开，放入芹菜丁焯3分钟左右捞出，放入冷水中。再将莲藕片放入开水中，焯烫片刻即可出锅，摆盘备用。

③在锅中加入香油、米醋、食盐、生抽、干辣椒碎，一起翻炒片刻，开锅后舀出，淋在备好的藕片上，放入芹菜丁、炒花生米，搅拌均匀，放入冰箱中腌制半小时即可食用。

（2）推荐食谱：莲藕炖牛骨头

准备主料：莲藕250克，牛骨1根，食盐适量，香菜末少许。

做法：

①将莲藕洗干净，去皮，切成厚度2～3厘米的块状备用；牛骨砍成适合下锅的大块。

②在锅中放入清水，大火烧开，将牛骨用开水焯一遍，去除血沫，焯的时间不要太久，骨头稍微有些变色即可，以免肉质变老，口感不佳。

③将牛骨和备好的莲藕一同放入高压锅中，自选保压30分钟，出锅前放入食盐调味、香菜末增色，即可食用。

这道菜具有补气养血的功效，特别适合免疫力低下的糖尿病患者朋友食用。

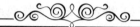

10
西红柿：有利于控制血糖及血压

在前面介绍的一些菜肴里，我常用到西红柿这种食材作为辅料，因为西红柿也是一种适合糖尿病患者朋友食用的食物。有些患者朋友一听可以吃西红柿，心里就乐开花了，本来就爱吃，于是不加节制地一有饥饿感就吃，就算不饿，闲来没事也把西红柿当成水果来吃。这样可不行。

前段时间，我收治了这样一位女性患者。她本身就胖，体检的时候发现血糖已经18毫摩尔/升，于是来门诊就诊，我立即把她收住院了。她刚发现自己有糖尿病，于是强制自己控制饮食，这不能吃，那不能吃，加上护士看得又紧，这可把她馋坏了。

每周二，我们科都会组织住院病人进行一次健康讲座，一方面是为了提升自身的综合素质，另一方面也是为了给患者朋友普及相关的知识，方便病房的管理。有一次我给住院患者讲了西红柿，说了西红柿的一些好处。例如西红柿中含有丰富的维生素，有降血糖的作用，并且其中特有的番茄红素可以帮助降低体内脂肪的含量，降低血小板的黏稠度，预防心血管疾病，还有减肥的功效。那天听完之后，我的这位患者十分开心，回到病房后做的第一件事就是让家里人买了一兜子西红柿放在病房。

我有个习惯，每天下午3点多的时候都会去病房巡视病人，做到对每一位患者的病情都心中有数。我每次去她病房都看见她捧着一个西红柿在啃，一次、两次我没说话，可以理解，糖尿病患者控制饮食实在是太憋屈，需要偶尔放松一下。但是她天天如此，实在是不利于控制病情，因为她本来血糖就很高。

有一次，我发现她又在啃西红柿，我就严厉地批评了她，让她注意饮食，别老是自己加餐，这样很容易导致血糖波动。她十分委屈地说："不是您说的吗，西红柿对降血糖有好处。"这里我需要纠正广大读者朋友们心中的一个误解，我介绍的食物虽然都是适合糖尿病患者吃的，但并不意味着糖尿病患者可以肆无忌惮地食用，这是两个概念。每种食物中或多或少都会含有能量，就算含量少，适合糖尿病患者食用，但是积少成多，大量食用也是不利于血糖控制的。

西红柿的吃法和其他食物有些不一样，它不能空腹吃，因为西红柿属于酸性食物，会对胃黏膜造成损伤。西红柿中的大量收敛剂成分会和胃酸发生反应，形成一些硬块结晶，难以消化，引起胃肠道的不适症状，所以西红柿不宜空腹食用。

西红柿的吃法有很多，需要提醒广大读者朋友的一种禁忌吃法就是，用西红柿和酸奶、牛奶混合，在空腹时食用，这种吃法不仅不能提供人体必需的能量，还会增加胃肠的负担。

（1）推荐食谱：西红柿炒鸡蛋

准备主料：西红柿2个，鸡蛋2个，食盐、食用油各适量。

做法：

①将鸡蛋打入碗中，用筷子打成泡沫状；西红柿洗干净，切成小瓣。

②在锅中倒入食用油，大火烧热，放入鸡蛋液，成形之后用锅铲分成小

块，盛出。

③在锅中加少许食用油，倒入西红柿翻炒，加入一碗清水，慢慢炖煮，当西红柿变成糊状，倒入炒好的鸡蛋，加少许食盐调味，锅铲翻炒一下，使鸡蛋都沾满西红柿的汤汁，即可出锅食用。

（2）推荐食谱：西红柿炖牛腩

准备主料：西红柿2个，牛腩300克，洋葱1个，料酒、生抽、淀粉、食用油、食盐各适量。

做法：

①将西红柿洗干净，切成小瓣；洋葱洗干净，切成细长条。

②将牛腩放入清水中浸泡1小时，换水2次左右，去除血腥味。将牛腩捞出，切成3厘米见方的块状，用生抽、淀粉、食用油、食盐腌制20分钟。

③将西红柿、洋葱和牛腩一同放入砂锅中，加料酒，开大火煮开，然后换成小火焖2~3个小时，即可出锅食用。

这里教给大家一个小诀窍，腌制牛肉的时候一定要加少量食用油，可以使牛肉口感更润滑。

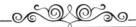

11
牛蒡：显著而持久地降低血糖

提起牛蒡，相信很多读者朋友都会感到新奇，甚至很多人都没有听说过这种食物。我介绍一下，大家就会恍然大悟，小时候一定都玩过。牛蒡的果实带有很多小勾刺，可以粘在毛绒衣物上，所以有些调皮的孩子会采摘牛蒡子互相扔着玩。

作为中药，牛蒡具有清热解毒、利咽消肿的功效，不过中药中一般以牛蒡的果实入药，被称为"苍耳子"。牛蒡的块状根时常被当作食物，现代研究表明，牛蒡中含有的牛蒡苷、生物碱等物质能够持久地提升机体的糖耐量，显著地降低血糖。

平时我们食用牛蒡的机会并不是很多，这和我们的饮食习惯有关系。烧菜的时候，牛蒡有一种中药味，会掩盖其他食材的味道，通常会被认为是需要进补的人才食用。其实牛蒡可以作为糖尿病患者的食品调节剂，偶尔烧一两顿牛蒡作为三餐的食物还是挺不错的。

牛蒡中的抗菌成分对金黄色葡萄球菌有很好的抑制作用。临床上糖尿病足的患者朋友做细菌培养的时候，基本上都是金黄色葡萄球菌感染，所以糖尿病足患者进食牛蒡有好处。

作为药材的牛蒡，被当成食品并不是很好烹饪的，因为不管怎么做都会有一股浓重的中药味，会掩盖其他食材的味道。这里我介绍两种常见的食谱，供给大家参考。

（1）推荐食谱：牛蒡煲水鸭汤

准备主料：牛蒡30克，水鸭1只，生姜2块，食盐、生抽各适量。

做法：

①将水鸭切块，放在水中浸泡半小时，去除血水；牛蒡洗干净，去皮，切成片状。

②在锅中倒水，大火烧开，放入鸭块焯一遍，去除血沫，鸭块变色即可捞出，不需要熟透。

③将牛蒡片和鸭块一同放入电炖锅中，加入食盐、生抽调味，生姜去腥，然后盖盖儿，选大火档炖煮2小时左右，即可开锅食用。

因为牛蒡有浓重的中药味，所以用来煲汤效果是最好的。

（2）推荐食谱：牛蒡酸奶沙拉

准备主料：牛蒡1根，酸奶1瓶，花生碎、蔬菜叶、黄瓜丁各少许，白醋适量。

做法：

①将牛蒡洗干净，削皮，切成细丝状；在盆中倒入白醋，放入牛蒡丝浸泡20分钟。

②在锅中倒入清水，大火烧开，把牛蒡丝放入开水中焯一遍，捞出沥水凉干。

③趁热加入花生碎、蔬菜叶、黄瓜丁，待放凉时，将酸奶倒入，充分搅拌，即可食用。

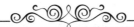

12
芹菜："负能量"食物代表，
延缓血糖升高

芹菜是一种很有意思的食物，因为我经常和就诊的糖尿病患者朋友说芹菜是个"负能量"的食物。这里的"负能量"并不是指芹菜不好，相反是个褒义词，指的是芹菜提供的能量比较少，适合糖尿病患者食用。

为什么说它是"负能量"呢？这是因为芹菜本身95%以上都是水，一棵芹菜提供的能量非常少，只有4～5千卡（约17～21千焦），而吃芹菜时的咀嚼动作和消化芹菜消耗的能量则远远超过了5千卡，是摄入的能量的2倍之多，所以吃芹菜反而会消耗能量，减少机体的吸收，充分延缓血糖升高。

芹菜是高膳食纤维的绿色蔬菜。这些膳食纤维是人体各种毒素的黏合剂，在肠道里会充分地吸收、混合人体产生的各种废物，形成粪便，排出体外。所以把芹菜比喻成人体的提纯器一点儿都不夸张，它能够过滤人体产生的废物垃圾，结合毒素，防止有害物质对人体的伤害。

另外，丰富的膳食纤维可以缓解胃肠道对糖类的分解和吸收，让机体内的血糖浓度上升非常缓慢，有利于稳定餐后血糖，保护已经受损的胰脏功能。

在食谱中，芹菜经常用作辅料，因为不可能光吃芹菜，这样不利于糖尿病患者朋友的恢复，也容易产生头晕眼花等低血糖的现象，所以一般都会和其他食材一同食用。

（1）推荐食谱：芹菜叶炒鸡蛋

准备主料：芹菜叶350克，鸡蛋2个，食盐、生抽、食用油各适量。

做法：

①将芹菜叶洗干净，放在水中浸泡半小时，去除叶子上的农药残留；鸡蛋打入碗中，用筷子打成泡沫状。

②在锅中倒入食用油，大火烧热，放入鸡蛋液，成形之后用锅铲分成小块，盛出，放入盘子中备用。

③在锅中倒入食用油，大火烧热，将芹菜叶放入锅中翻炒，使蓬松的芹菜叶稍微蔫一些，加入食盐、生抽调味，然后倒入炒好的鸡蛋，继续翻炒一两分钟，使鸡蛋和芹菜叶混合均匀，即可出锅食用。

（2）推荐食谱：芹菜烧鸡肉

准备主料：芹菜200克，鸡胸肉200克，淀粉、生抽、盐、食用油各适量。

做法：

①将芹菜去叶洗干净，切成5厘米左右长的寸段备用。

②将鸡胸肉去皮，放在清水中浸泡半个小时，去除血水；将鸡胸肉捞出切成细丝，用淀粉、生抽、盐、食用油抓均匀，腌制10分钟左右入味。

③在锅中放入食用油，大火烧热，放入鸡肉丝翻炒至颜色变白后盛出，再放入芹菜大火猛炒，炒至芹菜变成翠绿色，加入鸡肉丝快速翻炒，最后加入食盐调味，即可出锅食用。

炒鸡肉丝时，加少量食用油即可，因为鸡胸肉腌制的过程中已经加了食用油，所以不会粘锅。

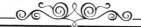

13
紫菜：富含碘元素，调节糖类代谢

我是在海边长大的，吃的水产种类比较丰富。我奶奶因为有糖尿病，所以平时很多甜的东西都不能吃，而出现在餐桌上最多的一道菜就是紫菜鸡蛋汤，基本上三两天就会做一回，奶奶也十分爱吃。那时我还小，经常问奶奶："奶奶您不是生病了吗？其他好多菜都不能吃，为什么这道菜能吃啊？"奶奶总是笑笑，摸着我的头，说道："因为紫菜好啊。"

当时我听完似懂非懂，没有细问。直到现在，我成为一名内分泌科医生，才对奶奶当时吃紫菜来防治糖尿病的行为有所理解。

众所周知，有人罹患大脖子病（学名"地方性甲状腺肿"）的时候，就会多吃一些紫菜，因为紫菜等海产品中富含碘元素，而就是这些碘元素对糖尿病患者控制血糖有一定帮助。碘元素对甲状腺有作用，会刺激甲状腺激素分泌，而甲状腺激素可以加速血糖的分解利用，给机体提供充足的能量。碘元素的补充和甲状腺激素在人体内的水平呈正比，多吃紫菜可以提升体内碘元素的水平，促进血糖在体内的吸收，缩短了血糖在体内的滞留时间，对糖尿病患者控制血糖有一定的益处。

富含碘元素的海产品有很多，例如海带等，为什么单单紫菜控制血糖的效果最好呢？因为除了碘元素之外，紫菜还富含另外一种元素——钾。钾在人体中参与糖类和脂类的代谢过程。血糖在穿过细胞膜进入细胞之前，需要和钾离子结合，把钾离子作为运输的载体才能进入细胞内，被用于合成糖原储存起来。钾离子相当于现代货运使用的长途汽车，能够将血糖从原料地点运输到目的地存储起来。

最后要提的是B族维生素。紫菜中的B族维生素含量要比一般的海产品高50%，B族维生素作为一种辅酶，起到了辅助治疗糖尿病的作用，能够减少糖尿病神经性病变，例如糖尿病足、糖尿病眼病等并发症。所以，紫菜还可以预防糖尿病并发症的发生。

（1）推荐食谱：紫菜鸡蛋汤

准备主料：紫菜20克，鸡蛋2个，虾米5克，食盐适量，葱花少许。

做法：

①将鸡蛋打入碗中，用筷子打成泡沫状备用。

②在锅中加清水，大火烧开，放入干紫菜，当紫菜吸水散开之后，倒入鸡蛋液，用筷子在锅中搅拌一下，放入食盐调味，出锅前放入虾米和葱花即可食用。

这是一道非常简单的家常菜。现在超市里有卖速食的紫菜鸡蛋汤，但是最好自己在家制作，因为脱水食物的营养成分大部分都被破坏了。

（2）推荐食谱：紫菜包饭

准备主料：烤紫菜2片，糯米100克，猪瘦肉50克，豌豆、胡萝卜、香菇各20克，淀粉、生抽、食盐、橄榄油、食用油各适量。

做法：

①将糯米洗干净，放入蒸锅中，蒸制30分钟至糯米熟透备用。

②将猪瘦肉切成丁；其他蔬菜洗干净，切成同样大小的丁，一同混合在盘子里，放入淀粉、生抽、食盐、橄榄油抓均匀，腌制20分钟左右。

③在锅中倒入食用油，大火烧开，放入腌制的猪瘦肉和蔬菜的混合物，一起翻炒至猪瘦肉变色，倒入糯米饭，放食盐调味，一起翻炒至均匀变色，出锅备用。

④用剪刀将烤紫菜剪成等分的10厘米×10厘米的小块，将炒好的食物放入烤紫菜中，像包烧卖一样包裹起来即可食用。

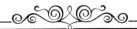

14
莴苣：胰岛素激活剂，
减轻糖尿病患者症状

　　和之前我介绍的绿色蔬菜一样，莴苣也是一种含水量超高的食材。我之前写过一篇关于莴苣和糖尿病关系的论文，讲到了莴苣对糖尿病的预防和治疗作用。

　　现代研究表明，莴苣的的确确有降血糖的作用，一方面是因为莴苣中的糖类含量低，另一方面是因为莴苣含有丰富的纤维素、维生素和烟酸。烟酸这种独特的物质是胰岛素的激活剂，可以提高机体细胞对胰岛素的敏感性，对血糖代谢有很好的改善作用。并且莴苣有一定的刺激胃肠蠕动的作用，能够加快食物的排泄，促进新陈代谢，使血糖消耗加快，起到控制血糖的作用。

　　我们小区的吴大爷是一名糖尿病患者。他是前两年单位体检时发现有糖尿病的。刚开始时，他十分执拗，认为"人各有命，生死天定"，所以对于自己有糖尿病非常不以为意，该吃吃，该喝喝，非常不注意控制饮食。他整天挂在嘴边的一句话是："天天这不能吃、那不能吃，控制血糖，活着还有什么意思？"这在我们小区是出了名的。

虽然吴大爷不注意自己的身体，但是吴大爷的老伴和孩子却成天提心吊胆的，十分在意老爷子的身体。因为我是北京三甲医院里的医生，又是搞糖尿病专业的，所以他们家老伴和孩子成天带着吴大爷往我家跑。说来也奇怪，别人的话吴大爷全听不进去，就能听我的劝，也许我是专业医生的缘故吧。

经过我的劝说，吴大爷终于同意每天规律地服用降糖药。吴大爷平时饮食不加控制，血糖控制得一直都不太好，但是他有一样爱吃的食物，就是莴苣。我似乎又看见了希望，就建议他老伴时不时换着花样地烧莴苣给吴大爷吃。

虽然我对莴苣控制血糖的效果有所了解，但是作为专业医生，用食疗给患者治疗，我的心里还是没底。通过两个多月的观察和监测血糖，说来也神奇，吴大爷的血糖控制得还算不错，一直在小范围内波动。

需要提醒广大读者朋友的是，莴苣虽好，但是切勿生吃。中医认为，莴苣味苦性寒，而苦寒伤胃，再加上莴苣属于硬块类食物，生吃不容易消化，无端地加重消化系统的负担，会让食用者产生不适的感觉。特别是老年糖尿病患者朋友，食用莴苣时最好多煮一会儿，烧得烂糊一点儿。

（1）推荐食谱：莴苣烧肉丝

准备主料：莴苣1根，猪瘦肉300克，淀粉、食盐、生抽、料酒、葱、姜、蒜、食用油各适量。

做法：

①将莴苣去皮后，洗干净，切成细丝备用。

②将猪瘦肉放在清水中浸泡半个小时，去除血水；将猪瘦肉捞出，切成丝，放入淀粉、生抽、料酒抓均匀，腌制15分钟左右。

③在锅中倒入适量食用油，放入葱、姜、蒜爆香，放入腌制好的猪瘦肉，大火翻炒至猪瘦肉变色，舀出待用。

④锅内余油烧热，放入莴苣丝，翻炒3分钟左右，加入炒好的猪瘦肉，翻炒均匀，加入食盐、葱花、生抽调味，盖上锅盖焖10分钟，待莴苣变软，即可出锅。

（2）推荐食谱：蘑菇片莴苣鸡蛋汤

准备主料：莴苣1根，鸡蛋2个，蘑菇100克，食用油、食盐各适量，葱花少许。

做法：

①将莴苣去皮后，洗干净，切成细丝；蘑菇洗干净，切成片备用。

②将鸡蛋打入碗中，用筷子打成泡沫状；在锅中倒入食用油，将鸡蛋液入锅炒熟，用锅铲铲碎，盛出备用。

③将锅内余油烧热，爆炒莴苣丝，当莴苣丝有一些发蔫时，加入清水煮开1分钟左右，放入蘑菇片，继续煮3分钟左右，放入鸡蛋碎，加食盐调味，盖上锅盖，小火炖煮3分钟，开锅放入葱花，用锅铲搅拌一下，即可出锅食用。

15
黑木耳：延缓餐后血糖升高

黑木耳质地柔软、口感爽脆，是一种受到大众喜爱的食物。我们平时吃的黑木耳大部分都是经晒干加工过的半成品，但是有些加工程序为了缩短时间，并不会用太阳暴晒的方法，而是烟熏加热进行烘干。烘干的黑木耳因为加工的时间和人力成本降低，所以价格便宜，但是在加热的过程中，黑木耳大部分的营养成分都被破坏掉了，所以不建议购买食用，一定要选用天然人工晾晒的方法制作成的黑木耳。

黑木耳中的热量很低，并且富含膳食纤维，对于血糖有很好的控制作用。再加上其中的甘露聚糖、木糖可以调节胰岛素的分泌，并且以配基修饰的方式提升胰岛素的活性，把胰岛素在人体内作用的时间延长了2倍多，胰岛素作用时间延长了，就能更好地维持血糖的稳定性。

黑木耳还是人体的"清道夫"。因为黑木耳中富含胶质，这些胶质会吸附残

111

留在人体肠道内的食物残渣和有害物质，形成粪便被排出体外，起到净化肠道的作用。

（1）推荐食谱：蒜香山药黑木耳

准备主料：干黑木耳10克，山药200克，青蒜100克，食盐、生抽、食用油、米醋各适量。

做法：

①将干黑木耳提前放在清水里泡发，洗干净，去除基底部的杂质，分成小朵。青蒜洗干净，切成8厘米左右的长段。

②将山药洗干净去皮，切成片；在冷水中加入几滴米醋，然后将山药放在冷水中浸泡防止氧化发黑；在锅中加入清水，大火烧开，放入山药片，焯烫以后捞出，沥水凉凉。

③在锅中加入食用油，放入青蒜段爆香，加入黑木耳，大火翻炒均匀，加入食盐调味，放入山药片，淋生抽，继续翻炒，待锅底起黏，有勾芡的感觉时即可出锅。

（2）推荐食谱：黑木耳烧豆腐

准备主料：干黑木耳10克，老豆腐200克，肉末100克，生抽、食盐、水淀粉、食用油各适量，葱花少许。

做法：

①将干黑木耳提前放在清水里泡发，洗干净，去除基底部的杂质，分成小朵。

②将老豆腐切成大片；在锅中倒入食用油，端起锅摇晃几下，使锅底的油分布均匀，然后下老豆腐，煎至两面金黄，取出备用。

③将锅内余油烧热，翻炒肉末，加入生抽、食盐，翻炒至肉末变色，加入黑木耳继续翻炒，最后加入煎好的老豆腐，加少量食盐和清水，盖上锅盖炖煮5分钟左右，开锅加入水淀粉勾芡，翻炒几下，撒上葱花即可食用。

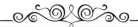

16

洋葱：抗氧化，还能延缓餐后血糖升高

　　一提到洋葱这种食物，我就有千言万语想和广大读者朋友说，特别是对糖尿病患者朋友，因为洋葱最大的作用就是杀菌、消毒、抗氧化。洋葱中的含硫化合物可以轻易地杀灭革兰氏阴性菌和革兰氏阳性菌，可以选择性地杀灭消化道内的有害细菌，而保留有益的大肠杆菌，对消化道的细菌紊乱有一定的调控作用。

　　糖尿病患者是易感染人群，机体的免疫力低下，很容易造成感染，伤口也很难愈合。洋葱充当了卫士的作用，保护机体免受外界有害物质的侵害。现代研究表明，洋葱中的类黄酮化合物由于含有酚羟基结构，所以具有强烈的抗氧化作用，这样就可以消除人体产生的有害自由基，达到提高机体免疫力、防御疾病入侵的目的。

　　洋葱对血糖也有一定的调控作用。糖尿病患者朋友对口服降糖药物甲磺丁胺一定不会陌生，洋葱中就含有甲磺丁胺成分，相当于天然的降糖药，能够有效

113

地刺激胰岛素的分泌和释放，从而控制血糖。另外，洋葱有一定的扩张血管的作用，能够有效地减少心血管疾病的发作。

（1）推荐食谱：洋葱炒鸡蛋

准备主料：洋葱1个，鸡蛋2个，食盐、食用油各适量。

做法：

①将鸡蛋打入碗中，用筷子打成泡沫状；洋葱切成细条。

②在锅中倒入食用油，将鸡蛋液入锅炒熟，用锅铲铲碎，盛出备用。

③将锅中余油烧热，加入切好的洋葱，快速翻炒至洋葱变软，倒入炒好的鸡蛋，加入食盐调味，翻炒均匀之后，盖上锅盖焖3分钟，即可出锅食用。

（2）推荐食谱：洋葱炒猪肝

准备主料：洋葱1个，新鲜猪肝1块，食盐、生抽、淀粉、料酒、生姜末、食用油各适量。

做法：

①将洋葱切成细条，备用。

②将新鲜的猪肝放入清水中浸泡20分钟左右，去除血水，然后斜刀45°将猪肝切成片状，放入盆中加入生抽、淀粉、料酒、生姜末，用手抓匀静置20分钟。

③在锅中放入食用油烧热，倒入切好的猪肝片，大火翻炒至猪肝片成形，加入洋葱条翻炒，再加入食盐调味，翻炒均匀后盖上锅盖，焖煮5分钟左右，开盖出锅即可食用。

这道菜的洋葱不要煮得太软，带点儿爽脆，口感更佳。

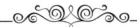

17
生姜：调节血脂又暖胃

　　作为能够改善糖尿病患者脂类代谢紊乱并发症的食物，生姜一般都是作为辅料来使用的。生姜有去腥功能，我每次烧荤菜的时候都喜欢用生姜炝锅，大部分读者朋友肯定也和我一样。虽然生姜也可以制作成姜片等食物食用，但是毕竟每次食用的量不会太多。很多人都对生姜的味道十分反感，更不用说专门食用了。

　　生姜之所以能够改善脂类代谢紊乱，是因为生姜中生姜酚的作用。生姜酚又称姜辣醇，这也是生姜口感辛辣的原因。生姜酚可以降低淀粉等糖类在体内分解成糖原的程度，相当于降低了体内的血糖水平。淀粉等物质的糖化作用降低，自然而然就不会形成脂肪囤积在体内了。生姜酚一方面具有一定的燃脂效果，在体内会分解一定量的脂肪，然后降解物随着汗液排出体外；另一方面，生姜酚能够刺激机体产生大量的肾上腺素，促进体内的新陈代谢，加快能量的消耗速度。

　　应该注意的是，中医认为生姜性温，可和胃降逆，所以阴虚火旺、咽痛口干者应该慎用。

前面也说了，生姜一般很少拿来直接食用，会进行一些加工，取其精华，去其糟粕，改善生姜的口感，同样可以起到食疗的效果。

（1）推荐食谱：生姜红茶

准备主料：福建大红袍1包，生姜3片，甜菊叶3片。

做法：

①将生姜切成薄片，用开水烫一遍，然后加入冲泡的红茶中。因为第一遍已经冲洗掉大部分辛辣的味道，所以喝的时候姜味并不是很重。

②待水温稍凉，不烫嘴时，加入甜菊叶调味，搅拌均匀之后即可食用。

现在市场上有现成的福建武夷山大红袍出售，很方便，用小包装装好了，只需要用开水冲泡即可。生姜红茶的饮用因为并未直接食用生姜，药效比较缓和，所以每天可以多喝几杯，早、中、晚三餐后饮上三两杯为宜。

（2）推荐食谱：当归羊肉生姜汤

准备主料：生姜2块，当归3克，羊肉300克，食盐适量。

做法：

①将生姜去皮，切两小块，用刀背拍碎；当归用清水清洗干净，放在水中浸泡20分钟；羊肉切成约3厘米见方的块。

②在锅中放水，大火烧开，将羊肉用开水焯一遍，羊肉稍稍变色时即可取出，放入冷水中清洗干净，去除血沫。

③在砂锅中放入当归、生姜，用大火煮开，放入羊肉块，盖上锅盖，小火慢炖2小时左右，加入食盐调味，即可出锅食用。

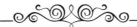

18
大蒜：富含大蒜素，改善糖耐量

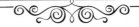

　　大蒜和生姜一样，在生活中基本上都是当成辅料来食用的。山东人比较特殊，他们经常喜欢食用生大蒜，其他地方则会通过烹饪改善大蒜的口感。

　　有些读者朋友要问了，既然大蒜对糖尿病有好处，能够提高人体糖耐量，为什么糖尿病的发生并不会有地域性的差异，山东的糖尿病患者朋友也不少呢？其实糖尿病和人们的生活习惯密切相关。从出生开始，生活习惯就如影随形地跟着我们。如果有不好的生活习惯跟着我们，每天都会潜移默化地改变我们的身体，一两年的时间也许不会觉得身体有什么变化，只有当压垮骆驼的最后一根稻草出现时，身体才会出现这样那样的问题。

　　糖尿病也是一样的。除了先天的遗传因素之外，后天的罹病就是因为长时间不良生活习惯的影响，就算药物也很难一时改变这种状态，更别说是食物了。"病来如山倒，病去如抽丝"，说的就是这个意思。

大蒜改善糖尿病患者的血糖水平，也是一个缓慢的过程。大蒜中的大蒜素有很强的杀菌作用，在民间也有用吃大蒜来预防肠道感染的疗法。大蒜素还可以影响糖原在肝脏中的合成过程，有降血糖的作用。现代科学研究表明这种作用十分明显，是直接作用，并且能够提升胰岛素的敏感性，更好地防治糖尿病。

（1）推荐食谱：大蒜烧黄鳝

准备主料：大蒜2头，黄鳝300克，青蒜100克，料酒、生抽、食盐、食用油各适量。

做法：

①将大蒜用手掰开，去皮，洗干净，切成片；青蒜洗干净，切成5厘米左右的段。

②将黄鳝去除骨头、内脏和头部，切成5厘米左右的段；黄鳝段冲洗干净，放入盆中，加入料酒、生抽、食盐、大蒜片，一同腌制20分钟。

③在锅中倒入食用油，放入黄鳝段，大火翻炒，至黄鳝的两边肚子微微有些外翻，加入青蒜段，一同翻炒均匀，继续翻炒5分钟左右，即可出锅食用。

因为黄鳝段在腌制的时候已经放了食盐、生抽，所以不用再放调料了。

（2）推荐食谱：蒜蓉娃娃菜

准备主料：娃娃菜1棵，大蒜2头，生抽、食用油适量。

做法：

①将大蒜用手掰开，去皮，洗干净，用刀剁成细末。

②将娃娃菜洗干净，用刀沿根部切开，切成8瓣左右，放入清水中浸泡10分钟左右。

③在锅里加入清水，大火烧开，放入娃娃菜煮熟，关火捞出娃娃菜，沥干水分，摆在盘子里。

④在锅里加入食用油，放入剁好的蒜蓉，充分翻炒爆香，然后加入生抽继续翻炒，上色均匀后将汤汁淋在盘子里的娃娃菜上，即可食用。

19
莲子：莲心碱可改善多饮多尿症状

　　莲子既是一种食物，又是一种中药，在临床上有着特殊的功效，特别是在治疗糖尿病患者多饮多尿的症状上。中医认为莲子性平味甘，在《本草纲目》中记载："莲之味甘，气温而性涩，禀清芳之气，得稼穑之味，乃脾之果也。土为元气之母，母气既和，津液相成……"这句话的意思是说，莲子具有补气生津的作用，是补充人体津液的佳品。

　　糖尿病的病因病机多为热伤气阴，热灼津液，津液亏虚，则会出现多饮的症状。然而素体亏虚，虚不受补，水饮入体又不能被吸收，所以就出现了多尿的症状。莲子补津益气的作用刚好能够改善糖尿病患者多饮多尿的症状。

　　需要强调的是，莲子虽好，但不可过多食用。有些糖尿病患者听说莲子对自己身体有好处，就会去买一些生莲蓬回来，当成小零食，生吃莲子。这种做法非常不可取，首先是因为莲子的质地较硬，很难消化，生吃很容易加重消化系统的负担，莲子本身的营养成分也难以吸收，起不到很好的效果。其次就是莲子的中医性味导致的，莲子属于寒凉之品，多吃伤胃。

我还要和广大读者朋友交代一下，现代实验表明，莲子所含的甲基莲心碱可以明显改善糖耐量异常，对于糖尿病患者肾性高血压的症状有明显的改善作用，并且能够降低血糖水平和血脂水平。

从古到今，莲子一直是烹饪常用的食材，有很多种烹饪方法，但是有些并不适合糖尿病患者朋友食用。接下来，我给大家介绍两种适合糖尿病患者朋友吃的莲子菜肴。

（1）推荐食谱：百合莲子小米粥

准备主料：干百合20克，干莲子20克，小米50克，糯米50克。

做法：

①将干莲子、干百合放在清水中浸泡1小时左右备用；小米、糯米淘洗干净，放入水中浸泡30分钟左右。

②在锅中倒入小半锅清水，大火烧开之后，加入浸泡好的莲子、小米、糯米，转小火煮1小时左右，再放入百合，待所有食材都入口即化时即可开锅食用。

因为百合比莲子更容易煮烂，所以后放，避免百合烂时莲子还生硬。莲子千万不可取心。有些患者朋友担心莲子的苦味影响口感，就自作主张地去心食用。其实莲心碱在莲子中含量最多的部位就是心，去除后反倒得不偿失。总体而言，人体对粥的吸收较快，所以糖尿病患者进食后应该注意监测餐后血糖情况。

（2）推荐食谱：莲子猪肚汤

准备主料：莲子20克，猪肚1个，生姜1块，花椒、香葱各少许，食盐、胡椒粉、料酒各适量。

做法：

①将猪肚洗干净，切成细条；生姜用刀拍碎；莲子洗净备用。

②在锅中放入清水，加入花椒、生姜去腥，放入猪肚丝，小火煮开，继续煮

1分钟左右，去浮沫，加料酒再次煮开，捞出猪肚，用凉水洗干净备用。

　　③在砂锅中加半锅清水，放入莲子、猪肚丝，大火烧开，小火炖煮至汤汁成奶白色，加入食盐、胡椒粉调味，继续小火慢炖半个小时左右，出锅前加入香葱即可食用。

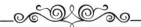

20
腰果：不饱和脂肪酸可保护血管

作为坚果类食物，腰果一般都是被拿来当零食吃的。现在市场上卖的腰果成品基本都经过深加工，商家为了迎合大众的口味，一般都会加入一些食盐、奶油等调味品，这样无形中就增加了腰果的热量。通常我并不建议糖尿病患者朋友食用这种类型的腰果，因为本来糖尿病患者就需要低盐、低脂饮食，这样毫无顾忌地额外增加食盐和油脂的摄入量，无形中给机体增添了额外的负担。

所以，糖尿病患者朋友选择腰果的时候，最好选原味的，用黑石沙翻炒的。千万不要选在腰果外还包裹一层脆皮糖衣的，因为这种类型的腰果基本都是油炸食品。

有些读者朋友会问，腰果属于坚果类食品，本身含有大量油脂，对糖尿病患者真的合适吗？其实腰果为世界著名四大坚果之一，其中的油脂大部分是不饱和脂肪酸，这些不饱和脂肪酸可以有效地降低人体胆固醇、三酰甘油和低密度脂蛋白的含量。特别要强调一下，低密度脂蛋白和高密度脂蛋白是相对应的，前者对人体的心血管系统有害，后者则可以降低心血管疾病的发病率。正因为有这些不饱和脂肪酸，所以腰果可以保护人体的心血管，降低糖尿病心血管并发症。

（1）推荐食谱：腰果炒虾仁

准备主料：腰果100克，虾仁150克，百合30克，鸡蛋1个，料酒、食盐、水淀粉、食用油各适量，蒜片、姜片各少许。

做法：

①将鸡蛋取蛋清；虾仁洗干净，加入鸡蛋清和少量食盐，用手抓均匀，腌制15分钟。

②在锅中倒入清水，大火烧开，放入百合焯烫1分钟，捞出放入冷水中浸泡。

③在锅中倒入食用油，大火烧热，放入腰果，炸至金黄色后捞出，再放入虾仁轻轻滑散，至虾仁卷曲熟透后捞出。

④将锅中多余的油盛出，留少量底油，烧热后放入蒜片、姜片爆香，放入百合翻炒一下，再放入虾仁、料酒、食盐烧开，加水淀粉勾芡，出锅前撒上腰果炒匀即可。

鸡蛋清和鸡蛋黄分离的方法很简单：鸡蛋打入碗中，然后用手捏着空矿泉水瓶，产生一个负压，对准鸡蛋黄松手，即可将蛋黄完整取出。

（2）推荐食谱：腰果拌苦菊

准备主料：腰果100克，苦菊150克，小西红柿5个，食醋、食盐、食用油各适量。

做法：

①将苦菊洗干净，放入盆中备用；小西红柿洗干净，每个切成四瓣，一同放入盆中。

②在锅中倒入食用油，放入腰果翻炒一下，至腰果变成金黄色，取出放在餐巾纸上，让餐巾纸吸干腰果表面的油脂。

③将炒好的腰果放入装苦菊的盆中，倒入食醋，撒食盐，搅拌均匀即可食用。

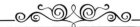

21
柚子：提高机体对胰岛素的敏感性

对于糖尿病患者朋友来说，柚子是把"双刃剑"。它可以提高机体对胰岛素的敏感性，所以有控制血糖的作用；但是糖尿病患者朋友吃柚子时又有很多禁忌，大部分人都不知晓，所以会起到相反的作用。

首先，我介绍一下柚子的降糖作用。因为柚子中含有丰富的柚皮素，这是一种抗氧化剂，也是柚子吃起来发苦的原因，它可以有效地提升人体对胰岛素的敏感性，并且能让人体肝脏燃烧更多的脂肪，使糖尿病患者的体脂水平保持正常。

但是，并不是所有的糖尿病患者朋友都适合食用柚子，因为柚子中的成分能够和很多药物的成分产生化学反应。糖尿病合并高血压的患者就不适宜食用柚子，因为他们一般会服用钙离子拮抗剂类型的降压药，例如硝苯地平、尼莫地平等药物。在服用这些药物的同时，如果食用大量柚子，就会加大药物降血压的作用，使患者朋友血压下降过快、过低，产生头晕、乏力等低血压的症状，甚至可以诱发心肌梗死等疾病。

还有糖尿病合并高血脂的患者朋友也不适合食用柚子，因为有一种常用降血脂药物叫作阿托伐他汀片，柚子可以使这种药物的作用强度瞬间提升十几倍，因此极易造成患者药物中毒，引发肌肉痛，甚至出现肾脏病变。

（1）推荐食谱：番茄汁柚子肉丁

准备主料：柚子5瓣，五花肉250克，西红柿1个，食盐、鸡精、食用油各适量。

做法：

①将柚子剥皮，只留取果肉，分成小块；西红柿洗净，切块。

②将五花肉切成块，用清水漂洗两遍，然后放入水中浸泡20分钟，去除血水，用厨房用纸吸干水分。

③在锅中倒入食用油，放入五花肉煸炒，至五花肉出油、呈金黄色，用漏勺舀出沥油。

④在锅中留底油，放入西红柿翻炒，加入清水，大火炖煮，当汤汁呈红色时放入五花肉和柚子肉翻炒，上色均匀之后，放入食盐、鸡精调味，出锅即可食用。

（2）推荐食谱：清炒柚子皮

准备主料：柚子皮1个，生抽、食盐、食用油各适量，葱花少许。

做法：

①将柚子皮切成厚度约0.5厘米的块，用淡盐水腌制一下。

②在锅中倒入适量的食用油，大火烧热，放入柚子皮，不停翻炒，当柚子皮变蔫萎缩时加入生抽、食盐调味，出锅前加入葱花即可食用。

柚子全身都是宝，柚子肉基本上很少用来做菜，但是柚子皮却是菜肴佳品。炒柚子皮之前将柚子皮洗干净，放入清水中浸泡2小时以上，这样既能使柚子皮口感变软，也能去除大部分的苦涩味道。这里要提醒广大读者朋友，柚子皮千万不要多吃，少量食用即可，因为吃多了会有一种"挖心"的不适感。

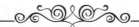

22

李子：利尿消肿，控制血糖

　　李子是口感较甜的水果之一，肯定有很多糖尿病患者朋友是拒绝食用的。在临床上，对于那些对自己血糖水平控制不好的患者朋友，我一般也是不建议食用的。哪些糖尿病患者适合食用李子呢？其实并没有一个通用的标准，我一般会根据患者的一般症状和血糖的水平来灵活决定。

　　我介绍一下在临床上积累的一些经验。当血糖控制得比较理想时（即空腹血糖能控制在7.8毫摩尔/升以下，餐后2小时血糖控制在10毫摩尔/升以下，糖化血红蛋白控制在7.5%以下，没有经常出现高血糖或低血糖，并发症控制良好的），我都会建议患者朋友可以在两餐之间吃几个李子。

　　李子毕竟含有比较多的糖分，所以患者朋友在食用的时候千万要注意监测血糖，否则很容易造成血糖的波动。为什么要冒着这么大的风险，食用李子呢？因为李子具有利尿消肿、控制血糖的作用，相对于其他的甜味水果，对糖尿病患者朋友有一定的好处。

李子中含有大量的酚类物质，例如绿原酸、花青素、儿茶素、槲皮黄酮衍生物，这些酚类物质可以作用于血管内皮和脂肪细胞，起到抗血糖升高和肥胖的功效。

加上李子性寒凉，味酸，具有清热生津、利水消肿的功效，而糖尿病患者有多食、多饮的症状，李子可以帮助糖尿病患者消除渴饮。

有一点需要提醒广大读者朋友，中医认为李子性属寒凉，多食必伤脾胃，很容易引起胃部的不适症状，所以尽量少吃。

（1）推荐食谱：无糖李子果酱

准备主料：李子700克。

做法：

①将李子清洗干净，用刀一个个去皮，然后从中切一刀，挖去中间的果核；去核的李子放入锅中，加入清水，清水不要添加过多，刚好湿润锅底即可。

②大火烧开，开中火炖煮，时间一久，果肉会全部煮化，再继续煮，直至锅中的李子果肉全部化开，形成稠厚的果酱汁，盛出放入无油、洁净的玻璃瓶中，趁热盖上瓶盖，将瓶子倒立放置，食用时打开即可。

李子要选用熟透的，最好是红紫色的。果酱瓶子倒立放置是为了更好地杀菌消毒，更易保存。这里要提醒广大读者朋友几点：首先，煮李子的时候千万不要搅拌，不会糊锅的，只要搅拌一下，全程都得搅拌；其次，千万不要添加任何糖类，因为李子本来酸甜可口，口感味道本身就很好，无糖也适合糖尿病患者朋友食用。

（2）推荐食谱：李子炒南瓜

准备主料：李子3个，南瓜200克，食盐、食用油各适量，葱、蒜各少许。

做法：

①将南瓜洗干净，切成丝；李子洗干净，去皮，切开，挖去中间的果核。

②在锅中加入食用油，放入葱、蒜炝锅，放入南瓜中火翻炒，等南瓜稍微有

些起黏，加食盐，继续翻炒2分钟，加入适量的水，盖上锅盖炖煮片刻。待南瓜煮软了，加上李子肉继续翻炒均匀成熟，即可出锅食用。

南瓜可以选用嫩南瓜，就是淡黄色果肉的那种，不用选用深黄色的老南瓜。

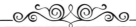

23
樱桃：促进机体分泌胰岛素

　　樱桃和李子一样，同属于甜味水果，也适用于上一节中我介绍的食用标准。其实对于糖尿病患者朋友，我的建议是在专业医生指导下食用，自己食用很容易因为嘴馋无法控制食用的量，造成血糖剧烈波动。

　　糖尿病患者朋友可以在两餐之间适当地食用樱桃，但是不能多吃，只能少量食用，一天最好不要超过10个。有些患者朋友会埋怨，认为10个樱桃才一小把，相当于没吃，还没尝到樱桃味呢，就不让吃了。其实就是这样，糖尿病患者朋友需要严格控制甜食的摄入量。

　　虽然樱桃的含糖量高，但是仍能在糖尿病患者适合的水果中占有一席之地，是因为樱桃中含有丰富的花色素苷，这种物质能够提升体内的胰岛素水平，间接地降低血糖。并且樱桃内富含维生素E，有益于防治糖尿病肾病的并发症，还能预防心血管疾病的爆发。

樱桃和之前介绍的李子，作为水果，都可以直接食用，也可以通过深加工，下面我介绍两种樱桃的烹饪方法给广大读者朋友。

（1）推荐食谱：柠檬樱桃酱

准备主料：樱桃1 000克，柠檬3片。

做法：

①将樱桃洗干净，去核备用。

②将柠檬片放入一杯水中，浸泡20分钟，制成柠檬水。

③将樱桃肉放入锅中，加入柠檬水，大火烧开，转中火炖煮，至樱桃肉全部煮化，再继续煮，直至锅中的樱桃肉全部化开，呈稠厚的果冻状。趁热盛出，放入无油、洁净的玻璃瓶中，趁热盖上瓶盖，然后将瓶子倒立放置，食用时打开即可。

樱桃去核的方法很简单，用筷子对准樱桃的底部不带蒂的那一面，轻轻一捅，果核就和果肉分离干净了。

（2）推荐食谱：樱桃布丁

准备主料：大樱桃100克，牛奶100克，吉利丁1片，矿泉水100毫升。

做法：

①将大樱桃洗干净，去核，切成小粒。

②将牛奶倒入碗中；半片吉利丁片用凉水泡软，放入牛奶之中。

③另取一碗，倒入半碗清水，加入另半片吉利丁。

④将两碗放入锅中，锅中加入少量清水，开火隔水加热，直到吉利丁片完全融化。

⑤将牛奶倒入果冻瓶中，放入冰箱冷冻凝固之后，再倒入凉开水，放入粒状的樱桃肉，再次放入冰箱，凝固之后再倒入牛奶，继续冷冻，待整体凝固之后即可取出食用。

第五章

明明白白吃肉，血糖不升反降

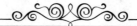

1
鸡肉：增强肌肉脂肪细胞对葡萄糖的利用

　　说到肉食，有些糖尿病患者朋友会有很强的抵触情绪，因为肉类食物是最不好把握的，很容易造成血糖的波动，并且有一定的导致糖尿病并发症的风险。

　　有这样一个故事，说宋代有一位老妇人患上了消渴并发皮肤病，全身上下皮肤溃烂不堪。她去了很多地方，找了很多医生医治，医生都借各种理由推托了，因为这种疾病属于疑难杂症，医不好很容易砸自己的招牌。

　　老妇人最后找到了大名医朱瑞章。朱先生详细问了老妇人的情况之后，决定给她医治。为什么朱先生愿意给她医治呢？原因有两个：一是这位老妇人是个寡妇，平时清心寡欲；二是老妇人家庭贫穷，每日粗茶淡饭，平日很难吃上荤菜，以素食为主，所以自然而然地消除了一些潜在的致病因素，朱先生对她的治疗也就很有把握了。

　　这个故事讲了饮食清淡对糖尿病患者朋友的重要性，也是众多患者朋友抵触肉食的原因所在。到底糖尿病患者适不适合吃肉呢？依据现代医学研究，答案是肯定的。肉类食物中含有很多人体必需的蛋白质，是新陈代谢所需营养必不可少的食物来源。但是由于糖尿病患者的情况特殊，所以必须要有选择地吃，必须要控制摄入的量，这样才能吃得健康、吃得放心。

鸡肉是大家熟知的肉类。在北方，做菜的时候一般喜欢用鸡肉；在南方，一般喜欢用猪肉，这是个地域习惯的问题。与猪肉相比，用鸡肉做菜对糖尿病患者朋友更有利，因为鸡肉中的油脂含量明显小于猪肉。并且鸡肉的蛋白质含量比较高，肉质较软，比较容易消化。

中医药膳讲究煲鸡汤，是因为鸡肉营养丰富，有益于人体健康，一直流传至今。中医认为鸡肉具有补中益气、益精填髓的功效，可以补充人体元气，还可以养血补虚，特别适合女性食用，是滋补的佳品。

现代研究表明，鸡肉中含有人体正常生长发育所需的磷脂，是人体磷脂重要来源之一，并且能够提升脂肪细胞和肌细胞对血糖的利用率，增加消耗，降低血糖，起到调控机体血糖水平的目的。

煲鸡汤的食材，最好选用白毛乌骨鸡。在鸡类中，以白毛乌骨鸡最为滋补，古代有种名药叫作"乌鸡白凤丸"，主材料用的就是乌鸡。

（1）推荐食谱：白毛乌骨鸡汤

准备主料：白毛乌骨鸡1只，蟹味菇1盒，生姜2片，宁夏枸杞子10余粒，食盐、生抽、桂皮、大料各适量。

做法：

①将乌鸡切成小块，放在清水中浸泡1小时左右，去除血水；蟹味菇洗干净，去除底端的蒂，备用。

②在锅中放入充足的冷水，放入乌鸡块，待水烧开之后焯一遍，撇去血沫，鸡肉稍微变色即可捞出沥干。

③将乌鸡放入砂锅中，放入蟹味菇、生姜，加入适量开水，放入枸杞子、食盐、生抽、桂皮、大料调味，盖上锅盖，小火炖煮1小时左右即可开锅食用。

煲汤用的食材最好是现杀现吃，这样才能保留食材原有的鲜美和营养。一般冰冻过后，营养和味道就大打折扣了。

（2）推荐食谱：鸡肉炒香芹

准备主料：鸡胸肉250克，香芹200克，淀粉、生抽、盐、食用油各适量。

做法：

①将鸡胸肉去皮，放在清水中浸泡半个小时，去除血水；鸡胸肉捞出，切成细丝，用淀粉、生抽、盐、食用油抓均匀，腌制10分钟左右入味即可。

②将香芹去叶，洗干净，切成3厘米左右长的段备用。

③在锅中放入少量食用油，大火烧热，放入鸡肉丝翻炒至颜色变白后取出，再放入香芹大火猛炒，炒至香芹变成翠绿色，加入鸡肉丝快速翻炒，最后加入食盐调味，即可出锅食用。

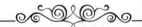

2

鸭肉：加强细胞对于胰岛素的敏感性，提升葡萄糖利用率

上一节介绍了鸡肉，这一节我再说说鸭肉。这里说的"鸭"需要和广大读者朋友区分一下，应该食用土鸭，而不是填鸭。我们平时吃的鸭子多属于填鸭，这种鸭子是养鸭厂通过人工的方式饲养出来的，在笼子里拼命给鸭子灌食，让鸭子快速成长，从出生到出笼一般只要一两个月的时间。这种填鸭比普通农家养的鸭子（俗称"土鸭"）脂肪和油脂的含量要高出数十倍之多，所以我在临床上不建议糖尿病患者食用这种填鸭。

我介绍一下鸭肉的好处吧。中医认为鸭肉味甘，性属寒凉，而糖尿病患者一般都是阴虚燥热，虚火内炎，所以多食鸭肉可以降燥除烦。在南方很多地方都会在上火症状严重的时候，煮一盆老鸭汤来败火。

现代研究表明，鸭肉中富含牛磺酸和微量元素硒。牛磺酸可以和胰岛素受体结合，帮助葡萄糖进入机体细胞，提高葡萄糖的利用率，从而起到降低血糖浓度的作用。微量元素硒是人体免疫系统必需的营养元素，可以提高人体的免疫力，对糖尿病患者朋友多有裨益。

鸭肉的脂肪分布均匀，脂肪酸大部分是不饱和脂肪酸，只含有少量的饱和脂肪酸、多不饱和脂肪酸和单不饱和脂肪酸。这些不饱和脂肪酸不但不会升高人体的血脂水平，还有降低血液中胆固醇的作用，可以预防糖尿病心血管并发症。

（1）推荐食谱：香菇老鸭汤

准备主料：老鸭1只，干香菇10余个，党参10克，宁夏枸杞子100克，桂皮、茴香、食盐各适量。

做法：

①将鸭子放血，拔毛，处理干净，整只挂起，沥干水分备用；干香菇放在清水中浸泡半个小时，洗干净后放入砂锅中。

②用棉纱布将桂皮、茴香、党参和宁夏枸杞子包好，一同塞入鸭肚子里，然后整鸭放入砂锅中，倒入清水，刚好没过鸭子即可。放入食盐调味，开大火把水烧开，转小火慢炖2小时左右，即可出锅食用。

这道汤里选用的是3年以上的家养鸭子，这种鸭子很难买到，价格也昂贵，但是效果最好。如果是一般的填鸭，我就不建议用来做老鸭汤了，因为皮下脂肪太厚，煮出的汤上面浮着厚厚的一层油脂，十分不利于健康。

（2）推荐食谱：鸭腿肉炒蒜苗

准备主料：蒜苗250克，鸭腿肉150克，橄榄菜50克，食用油适量，葱、姜、蒜各少许。

做法：

①将蒜苗洗干净，用刀去老根，切成5厘米左右的长段，放在清水中浸泡10分钟。

②在锅中倒入清水，大火烧开，放入蒜苗，焯熟捞出备用。

③将鸭腿去骨，放在清水中浸泡半小时，去除血水，切成细丝备用。

④在锅中放入食用油，用葱、姜、蒜炝锅，加入橄榄菜，再放入鸭腿肉，翻炒至鸭腿肉变色，放入蒜苗，不停翻炒，出锅即可食用。

因为蒜苗炒的时候不容易熟，生硬的口感不适合糖尿病患者朋友食用，所以需要先焯水。这道菜可以放少量酱油调味，不用再加食盐，因为橄榄菜本身就有咸味。

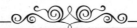

3
黄鳝：保护胰岛细胞，双向调节血糖

　　黄鳝是一种富含蛋白质的鱼类。我本人是十分推崇糖尿病患者朋友食用黄鳝的，因为黄鳝肉中的卵磷脂含量丰富，现在市场上就有很多保健品是和卵磷脂有关的。为什么卵磷脂有保健作用呢？这是因为人体细胞膜的组成成分之一就是卵磷脂，它可以辅助细胞膜的重建和修复。卵磷脂还是神经细胞不可或缺的营养物质，起到营养神经的作用，所以能够改善神经细胞的活性。

　　黄鳝是富含卵磷脂的"宝藏"，是天然的卵磷脂储存库。现代人为了追求更高的经济效益，通过人工方式来养殖黄鳝，这种黄鳝长得都比较粗大，颜色也比较黄。因为黄鳝是可以雌雄转换的动物，所以养殖时有些养殖户会添加避孕药，使黄鳝可以迅速成长，缩短养殖时间。这种黄鳝我是不建议大家长期食用的。好的黄鳝应该是在田野自然生长的，现在数量已经不多了。我记得小时候下雨天去田野的水沟里捞黄鳝，很容易就能捞一水桶回家。

在营养方面，野生黄鳝的价值也是人工养殖的黄鳝不能比拟的。野生黄鳝的黄鳝素含量比养殖黄鳝要高出数十倍之多，而黄鳝素能够有效地降低血糖，这就是我建议食用野生黄鳝的主要原因。黄鳝素在体内通过转化，可以形成保护胰岛细胞的物质，双向调节血糖的高低。当机体血糖过高时，黄鳝素能够促进胰岛细胞分泌胰岛素；当机体血糖过低时，黄鳝素又可以抑制胰岛细胞分泌胰岛素。

（1）推荐食谱：大蒜烧黄鳝

准备主料：黄鳝300克，大蒜2头，青蒜100克，料酒、生抽、食盐、食用油各适量。

做法：

①将大蒜用手掰开，去皮，洗干净，切成片；青蒜洗干净，切成5厘米左右长短的段备用。

②将黄鳝去除骨头、内脏和头部，切成5厘米左右长短的段；黄鳝段冲洗干净，放入盆中，加入料酒、生抽、食盐、蒜片，一同腌制20分钟。

③在锅中倒入食用油，大火烧热，放入黄鳝段，大火翻炒，至黄鳝的肚子微微有些外翻，加入青蒜，继续翻炒5分钟左右，即可出锅食用。

（2）推荐食谱：黄鳝烧豆腐

准备主料：黄鳝350克，北豆腐1块，食盐、食用油各适量，香葱少许。

做法：

①将黄鳝去除内脏和头部，不需要去除骨头，切成5厘米左右长短的段，冲洗干净备用；豆腐切成大厚片。

②在锅中放入食用油，大火烧热，放入黄鳝，用油煸一煸，至黄鳝的外表有些干硬。

③在锅中倒入清水，放入煸好的黄鳝，大火煮开后，调成小火慢炖20分钟，然后放入豆腐块，加食盐调味，盖上锅盖，再炖20分钟，出锅前加入香葱即可食用。

野生黄鳝个头不会太大，稍微比泥鳅粗一些，颜色稍微有些发黑，肚子才有一些发黄。养殖的黄鳝个头粗大，并且腹部颜色呈深黄色，看起来就觉得表面富含油脂。

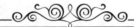

4
扇贝：为机体提供优质蛋白质

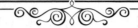

　　与普通人相比，糖尿病患者朋友特别要讲究营养均衡，尤其是一些年龄较小的先天性糖尿病患儿，更需要讲究摄入各种各样的营养。人体的生长发育同样需要蛋白质等营养物质，不能因为糖尿病需要控制饮食就什么肉食都不吃，这样很容易造成成人营养不良、孩子发育迟缓。

　　我们进食肉类食品，主要是为了摄取充足的蛋白质。糖尿病患者朋友需要注意，因为本身体质的原因，所以选择肉类食品时需要选择优质肉类。这里要介绍的扇贝就属于优质肉类。

　　什么是优质肉类？就是脂肪和胆固醇含量较少的肉类。糖尿病患者朋友食入这种肉类时，对机体的伤害小，像猪肉等肉类中脂肪和胆固醇的含量都较多，所以很容易造成糖尿病病情的加重。

　　说到扇贝，不得不提的是它的大众吃法。现在烧烤非常流行，所以扇贝大多数都会进行烤制加工，但是我不建议糖尿病患者朋友这么吃。虽然这样的吃法能够最大限度地保留扇贝的鲜味，口感极好，但是烧烤的过程中会产生许多如亚硝酸盐等有害物质，给糖尿病患者朋友本来脆弱的身体带来危害。

扇贝虽好，但是糖尿病患者朋友吃扇贝的频率也需要控制，因为扇贝最主要的作用是提供优质蛋白质，只需满足人体需求即可，不可多食。过多食用扇贝会加重肝脏的代谢负担，产生的含氮废物也会加重肾脏的负担。

（1）推荐食谱：蒜蓉粉丝蒸扇贝

准备主料：扇贝8个，大蒜2头，粉丝100克，生抽、食盐、食用油各适量。

做法：

①将扇贝反复冲洗，将中间黑色的脏物清除干净，使扇贝肉呈透明的白色。

②将粉丝放在温水中浸泡20分钟左右，待粉丝成松软状态，捞出沥干水分。

③将大蒜剥皮拍碎，切成细末备用。

④姑锅中加入食用油，大火加热，放入蒜蓉爆炒，加入生抽、食盐调味，然后放入粉丝，当粉丝充分上色变红时出锅，将蒜蓉、粉丝全部浇淋到扇贝上，最后放入蒸锅中蒸制10分钟，即可出锅食用。

（2）推荐食谱：蚝油金针菇炒扇贝

准备主料：扇贝肉200克，金针菇150克，菜椒1个，食盐、蚝油、生抽、淀粉、食用油各适量，葱、姜、蒜各少许。

做法：

①将菜椒洗干净，切成细条；金针菇洗干净，切掉1厘米左右长的根部，入沸水锅焯一遍，捞出沥水备用。

②将扇贝清理干净至呈白色透明状，用小刀挖出，放在盘子里，倒入生抽、淀粉、食盐用手抓均匀。

③在锅内倒入食用油，大火烧热，加葱、姜、蒜爆香，放入之前备好的扇贝肉，翻炒5分钟左右，然后放入蚝油、生抽，待扇贝肉变色之后，将菜椒、金针菇放入锅中继续翻炒，加入食盐调味，熟透即可出锅食用。

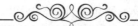

5
牡蛎：牛磺酸助胰岛素正常发挥作用

除了扇贝，还有一种海产品适合糖尿病患者朋友食用，那就是牡蛎。牡蛎作为最普通的海鲜为大家所熟知，并且价格也十分便宜。

牡蛎和扇贝一样，富含优质蛋白质，这些蛋白质在体内分解后产生的某些氨基酸具有强效解毒的作用，可以起到保肝的作用。但扇贝多吃反而会加重肝脏的代谢负担，这点牡蛎是和扇贝有所区别的。

牡蛎中含有大量的牛磺酸和微量元素锌。牛磺酸能够降低血液中胆固醇的含量，这样就可以减少血管粥样斑块的形成，预防心血管疾病。现代研究也表明，牛磺酸可以和胰岛素受体结合，帮助葡萄糖进入机体细胞，提高葡萄糖的利用率，有助于胰岛素正常发挥作用，从而起到降低血糖浓度的作用。而微量元素锌是构成人体防御系统的重要组成部分，可以提高人体的抵抗力，对糖尿病患者朋友多有裨益。

牡蛎也是中医使用的一味药物，其味咸平，气微寒，无毒，入足少阴肾经。古代医家张元素对牡蛎有这样的描述："壮水之主，以制阳光，则渴饮不思，故蛤蛎之类能止渴也。"说的就是牡蛎可以消烦止渴，治疗糖尿病。

牡蛎和扇贝一样，现代大众的吃法通常是烧烤，同样我也不建议糖尿病患者朋友这样食用，原因和上一节介绍的一样。接下来介绍两种适合糖尿病患者朋友的烹饪方法。

（1）推荐食谱：牡蛎滑蛋

准备主料：新鲜牡蛎200克，鸡蛋3个，五香粉、食盐、食用油各适量，香葱少许。

做法：

①将牡蛎冲洗干净，用刀子挖出牡蛎肉，放在盘中备用。

②将鸡蛋打入碗中，用筷子搅拌成泡沫状，然后将蛋液倒入牡蛎肉中，搅拌均匀，放入五香粉和食盐调味。

③在锅中倒入食用油，端起锅稍微摇晃一下，使食用油布满锅底，以免粘锅，然后将混合均匀的牡蛎肉和鸡蛋液一同倒入锅中，不停地晃动锅，使锅底加热均匀。当鸡蛋液成形后，用锅铲稍微分割一下，牡蛎肉变色、出汤汁时，加入香葱，即可出锅食用。

牡蛎肉质鲜嫩，加热时间不能过久，否则牡蛎肉就变老萎缩了。

（2）推荐食谱：牡蛎萝卜丝汤

准备主料：牡蛎20余个，白萝卜1根，鸡蛋1个，食盐、食用油各适量。

做法：

①将牡蛎冲洗干净，挖出牡蛎肉备用；萝卜洗净削皮，切成细丝，放入清水中浸泡10分钟。

②在盛牡蛎肉的碗中打入鸡蛋，搅拌均匀，打出泡沫。

③在锅中倒入食用油，用炒鸡蛋的方式将牡蛎肉翻炒一下，鸡蛋凝固时加入清水，没过食材为宜；在锅中加入萝卜丝，加食盐调味，盖上锅盖，炖煮20分钟即可出锅。

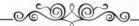

6

泥鳅：抗氧化，保护胰岛B细胞

泥鳅和黄鳝一样，都是生长在田野山沟里的鱼类。泥鳅有个美称叫作"水中人参"，之所以获得这样的美誉，主要是因为泥鳅营养丰富，肉质白嫩，含有丰富的优质蛋白质，并且脂肪含量很少，对糖尿病患者朋友非常适合。

中医很早就认为泥鳅味甘，性平，归肺、脾二经，具有补中益气、祛湿健脾、消渴止烦的作用。现代研究也表明，泥鳅中含有大量人体必需的金属元素，例如钙、铁、锌等，这些微量元素具有降血糖的作用，并且可以有效地预防糖尿病酮症酸中毒并发症导致的昏迷症状。

泥鳅中含有的少量脂肪也对糖尿病患者朋友大有裨益，因为泥鳅的脂肪组织中含有类似二十碳五烯酸的不饱和脂肪酸，这些不饱和脂肪酸具有强而有效的抗氧化作用，可以保护胰岛B细胞，防止受损的胰岛B细胞进一步被损坏。

我这里介绍的泥鳅，和之前介绍的黄鳝一样，指的也是在野外生长的。如果是养殖的泥鳅，不但降糖的效果大打折扣，而且口感也不怎么好。

（1）推荐食谱：泥鳅炖豆腐

准备主料：泥鳅300克，嫩豆腐1块，生姜1块，食盐、胡椒粉、食用油适量，葱花少许。

做法：

①将泥鳅洗净，沥干水分；嫩豆腐切成块；生姜切片。

②在锅中放入食用油，大火烧热，将泥鳅倒入锅中，迅速盖上锅盖盖紧，当锅内没有动静时开锅，用锅铲翻面煎一下，泥鳅表面稍微有些变色时加入开水。放入豆腐，大火烧开之后，加食盐、胡椒粉、生姜，转小火，盖上锅盖，炖煮20分钟，撒上葱花即可食用。

泥鳅和豆腐这两种食物的搭配是非常奇妙的组合，不仅味道鲜美，而且最大限度地保留了泥鳅的营养成分。两种食材的营养素相互补充，能使菜肴本身的进补功效大幅提升。

（2）推荐食谱：剁椒泥鳅

准备主料：小泥鳅300克，红剁椒100克，食用油适量。

做法：

①将小泥鳅清洗干净，放入锅中，倒少量开水，盖上锅盖煮3分钟左右，可以看见锅内泥鳅上有一层黏稠的黏液；倒出泥鳅，用清水洗干净，把黏液去除。

②在锅中倒食用油，大火烧热，放入泥鳅煎制，待泥鳅整个变成焦黄色，肉质变得很酥脆时，加几勺红剁椒，迅速翻炒均匀，即可出锅食用。

上道菜中的泥鳅选用越大越好，而这道菜恰恰相反，泥鳅越小越好。一般在烹饪时不会对泥鳅进行处理，内脏没有去除。此道菜肴需要整个泥鳅一起食用，如果太大，泥鳅的骨头会很大，非常影响口感。

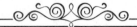

7

鱼类：调节人体内分泌的优质食材

　　我有些时候会在病房听见患者朋友说"糖尿病患者得吃'不带腿的肉'"，这"不带腿的肉"指的就是鱼类。可以食用的鱼类很多，最常见的有草鱼、鲤鱼、鲫鱼等，这些种类的鱼都十分适合糖尿病患者朋友食用。但是，并不是所有的鱼类都适合糖尿病患者，一些深海鱼类，例如三文鱼、带鱼、石斑鱼、（大、小）黄鱼等，因为脂肪和胆固醇含量太高，这些鱼类的肉就不适合糖尿病患者食用。

　　鱼类为什么适合糖尿病患者食用呢？首先，鱼肉中的蛋白质属于优质蛋白质，通过消化酶的作用，这些蛋白质在人体内被分解成氨基酸，以满足机体的需要；其次，鱼肉中的脂肪主要以不饱和脂肪酸为主，这些不饱和脂肪酸比例搭配非常适合人体的需求，可以有效地调节血糖高低，并且还有预防糖尿病并发症的作用。

另外，鱼类富含我们经常提起的鱼肝油。鱼肝油是一种很好的营养物质，在市场上已经被加工成各式各样的保健品，可以用来改善大脑记忆力，提升皮肤活性，还具有美容的功效。

除了某些深海鱼类，我们经常食用的鱼类脂肪含量并不是很多，并且这些脂肪不同于其他动物肉类的脂肪，鱼类脂肪中含有很多脂溶性维生素，因此糖尿病患者可以从中获得很多营养。

鱼肝油中最重要的营养成分是一种不饱和脂肪酸——二十碳五烯酸（EPA），这是人体自身不能独立合成，需要直接从外界摄取的营养物质。二十碳五烯酸能够有效提高人体饱和脂肪酸新陈代谢的效率，从而能够降低体内胆固醇和三酰甘油的水平，这也是尽管鱼肝油的市场价格昂贵，但仍然受消费者喜爱的原因。

在糖尿病患者吃鱼类食物的时候，最好采取清蒸或者清炖的方法，这样不但能够保持食材原有的味道，还能最大限度地保留食材中的营养物质。需要提醒广大读者朋友的是，千万不要采取油炸的烹饪方式，这样会无形之中加重糖尿病患者机体的代谢负担，加快糖尿病并发症的发生。

（1）推荐食谱：清蒸鲈鱼

准备主料：新鲜鲈鱼1条，香葱丝50克，生姜2片，大蒜3瓣，料酒15毫升，食盐、生抽、食用油各适量。

做法：

①将鲈鱼清洗干净，擦干鱼身上的水，然后将鱼两面45°倾斜各切3刀；用生姜片在鲈鱼鱼皮和肚子内部擦拭几遍，然后抹上食盐、料酒，腌制10分钟左右。

②将大蒜去皮，切成蒜末备用。

③将鲈鱼腌制完成后，控净盘子中多余的水，放入蒸锅中，大火蒸20分钟，出锅后在鱼身上摆上香葱。

④在锅中放入食用油，大火烧热，放入蒜末、生抽，翻炒至蒜末成金黄色，

浇在蒸好的鲈鱼上，即可食用。

鲈鱼刺少，肉质滑嫩，价格适中，很适合糖尿病患者食用，特别是先天性糖尿病患儿。

（2）推荐食谱：酸菜江团

准备主料：江团1条，酸菜鱼调料1包，葱、姜、蒜、淀粉、料酒各适量。

做法：

①将江团清洗干净，从鱼背入刀，将鱼肉完整切下，用45°斜刀将鱼肉片成厚0.5厘米左右的薄片，再用葱、姜、蒜、淀粉、料酒稍微腌制一会儿。

②在锅中加清水，大火烧开，放入酸菜鱼调料包，水开之后就放入腌制好的鱼片，切3个葱段放入，10分钟左右即可出锅食用。

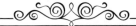

8

鱿鱼：低脂肪、高蛋白的营养食物

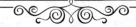

鱿鱼其实是一种很好的肉食，我最推崇糖尿病患者朋友食用的海产品就是鲜鱿鱼。

首先，鲜鱿鱼的脂肪含量极低，只占总重量的1%，并且这些脂肪大部分都存在于鱿鱼的内脏当中，我们根本不会食用。其次，鱿鱼的肉质清淡，含有大量的优质蛋白质，与鱼肉相比，鱿鱼的蛋白质含量也高得出奇。食用鱿鱼能够保证糖尿病患者对热量的摄入均衡，也可以提供充足的营养，这是非常难得的。

鱿鱼含有一种微量元素——硒，这是糖尿病患者朋友普遍缺少的营养物质。现代研究表明，糖尿病患者体内硒含量明显少于正常人。锌元素的多寡也和一些糖尿病症状密切相关，补充硒元素有利于改善糖尿病患者的症状，也有利于防治糖尿病并发症。

鱿鱼中的胆固醇含量较高，这一点对糖尿病患者朋友是不适合的。不过，鱿鱼还富含另外一种有利于糖尿病患者的营养物质——牛磺酸，它可以有效地减少胆固醇在体内的堆积。现代研究表明，只要牛磺酸的摄入量和胆固醇的摄入量之间的比例大于2，胆固醇就不会在体内形成聚集，而鱿鱼中牛磺酸和胆固醇的比例是2∶2，所以鱿鱼中的胆固醇就不会给机体造成太大的影响，基本都被机体利用消耗掉了。

（1）推荐食谱：韭菜炒鱿鱼

准备主料：韭菜100克，鱿鱼500克，菜椒15克，食盐、豆瓣酱、食用油各适量，葱、姜、蒜各少许。

做法：

①将鱿鱼放入清水中，放入少量小苏打浸泡半个小时；浸泡完毕，取出鱿鱼，用花刀的方式在鱿鱼的背面横竖划上几道，每刀的间隔为1厘米左右，然后切成小块状。

②将韭菜清理干净，切成长段；菜椒清洗干净，切成细丝。

③在锅中倒入清水，大火烧开，放入鱿鱼块，迅速过水焯一遍，待鱿鱼卷起的时候捞出，沥干水备用。

④锅中倒入食用油，放入适当的豆瓣酱，加葱、姜、蒜，爆炒一下，加入鱿鱼卷，翻炒2分钟，然后放入韭菜和菜椒，加食盐，继续翻炒3分钟左右，即可出锅食用。

用碱水浸泡可以使鱿鱼的口感变得更加酥嫩。用普通的烹饪方法，鱿鱼有些时候会嚼不动，用小苏打浸泡后，鱿鱼肉质就会变得很软。

（2）推荐食谱：酱香鱿鱼

准备主料：烤肉酱1包，鱿鱼1条，食用油适量。

做法：

①将鱿鱼用小苏打水浸泡一下，放入盘中，用蒸锅蒸20分钟，待鱿鱼熟透后取出，在鱿鱼的表面刷上一层烤肉酱。

②在锅中放入食用油，大火烧热，放入刷好烤肉酱的鱿鱼，迅速摇晃锅把，使鱿鱼在锅内滑动，当有浓郁的酱香味时即可出锅，用剪刀剪成长条即可食用。

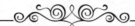

9
猪胰：以形补形的佳品

有一种食物是中医经常用来治疗糖尿病的，不过现在很少有人会食用了，它就是猪胰。这种食物之所以能够治疗糖尿病，是因为中医"以形补形"的食疗理论。俗话说得好，吃什么补什么，既然糖尿病的主要病因是人体的胰岛细胞出现了问题，那么就可以吃一些动物的胰脏来调理。这种中医疗法很多见，例如核桃仁长得像大脑，所以就认为吃核桃能够补脑；一些阳痿、早泄的患者也会吃一些鞭类食品来达到壮阳的目的。

以上说的这些，有些有科学根据，有些是古人的经验之谈，而猪胰能够治疗糖尿病是有事实根据的。现在临床中常用的注射性胰岛素，许多品种都是从猪胰中提取加工的，猪胰本身可以说是个巨大的胰岛素库。

现在市场上基本上看不见有猪胰售卖了，因为猪胰脏一般都会用来药用，很少放上餐桌进行烹饪。广大读者朋友可以向售卖猪肉的地方订购一些，然后用下面介绍的方法来烹饪。

（1）推荐食谱：韭菜炒猪胰

准备主料：韭菜200克，新鲜猪胰1块，食盐、生抽、淀粉、料酒、食用油各适量，生姜末少许。

做法：

①将韭菜清洗干净，切成长段备用。

②将新鲜的猪胰放入清水中浸泡20分钟左右，去除血水，用45°斜刀将猪胰切成片状，加入生抽、淀粉、料酒、生姜末，用手抓匀，腌制30分钟。

③在锅中放入食用油，倒入猪胰，大火翻炒，然后倒入韭菜翻炒，再加入食盐，翻炒均匀后盖上锅盖，焖煮2分钟左右，开盖出锅即可食用。

（2）推荐食谱：银耳冬菇猪胰汤

准备主料：冬菇5朵，银耳1朵，新鲜猪胰1块，食盐适量。

做法：

①将猪胰放入清水中浸泡20分钟左右，去除血水，用45°斜刀将猪胰切成片状备用。

②将冬菇用清水洗干净，去蒂；银耳用清水洗干净，摘成小朵；冬菇和银耳放在水中浸泡20分钟，使冬菇和银耳泡发。

③将冬菇和银耳放入锅中，加适量清水，放入食盐，大火烧开，小火炖煮20分钟，然后放入猪胰，盖上锅盖，继续炖煮20分钟即可食用。

这道汤是广东名汤，具有滋阴生津的功效，对于燥热引起的烦渴疗效尤佳。

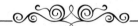

10
鹌鹑：辅助治疗糖尿病

一说起鹌鹑，大家可能会发现，现在市场上卖得最多的是鹌鹑蛋，很少有卖鹌鹑的。大家很少选用鹌鹑作为平时的菜品，只有在怀孕期间或者生了大病住院、术后等情况下，才会煲一锅鹌鹑汤食用。不难看出，在老百姓的心目中，鹌鹑补中益气的功效深入人心。

除了补益的作用之外，鹌鹑还是适合糖尿病患者的好食材，具有辅助治疗糖尿病的作用。从中医的角度来看，鹌鹑肉性平味甘，入脾、肺两经，有补中益气、消肿利水的功效，适用于糖尿病后期肝肾两虚的患者。

现代医学也表明，鹌鹑肉中含有丰富的卵磷脂，是生成溶血磷脂的重要原料，可以抑制血液中血小板的聚集过程，预防形成血栓，保证血液的运行通畅，保护血管壁的弹性，防止硬化。磷脂还具有营养神经细胞的功效，具有提神醒脑的作用。

最主要的一点是，鹌鹑肉被称为"肉中佳品"，富含多种人体必需的氨基酸，是合成体内各种激素和组织蛋白的重要原料来源。由于鹌鹑肉对胰腺的功能有重要的影响，所以在临床中经常用来辅助治疗糖尿病。

（1）推荐食谱：香菇鹌鹑汤

准备主料：鹌鹑1只，干香菇10余个，肉苁蓉10克，宁夏枸杞子100克，食盐、桂皮、茴香各适量。

做法：

①将干香菇放在清水中，浸泡半个小时；鹌鹑放血、拔毛，处理干净，整只挂起沥干水，备用。

②将桂皮、茴香、肉苁蓉和宁夏枸杞子用棉纱布包好，一同塞入鹌鹑肚子里，然后整只放入砂锅中，放入香菇，倒入清水，刚好没过鹌鹑即可。

③在锅中放入食盐调味，开大火把水烧开，然后转小火慢炖2小时左右，取出鹌鹑内的纱布袋，即可食用。

（2）推荐食谱：花胶枸杞炖鹌鹑

准备主料：鹌鹑1只，花胶2个，宁夏枸杞子10余粒，桂圆、红枣、生姜、葱各适量，食盐少许。

做法：

①将花胶放入清水中浸泡20分钟，带发软后，清洗干净，用剪刀剪成小节；生姜拍碎，大葱洗净切段。

②将鹌鹑放血、拔毛，处理干净，整只放入锅中；在锅中加入清水，大火烧开，单手抓住鹌鹑在开水中来回上下地提拿，使鹌鹑在开水中漂洗几遍，去除血沫和腥味。

③当鹌鹑表面稍微变色后取出，生姜、大葱一同塞入鹌鹑肚子里，然后将鹌鹑整只放入炖盅。

④桂圆、红枣、枸杞子一同放入炖盅中，倒入适量清水，盖上盖子，放入滚水锅中隔水炖煮2小时左右，出锅前10分钟加入食盐调味，即可食用。

第六章

按一按，捏一捏，让你的血糖不再高

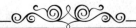

1

然谷：降糖保健第一要穴

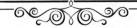

在这一小节开始之前，我要说明一下，下面要介绍的"血糖升高"仅就一般性的血糖异常表现而言，是由于患者不注意饮食或者体质下降导致的。一般的急性血糖升高不会有特别的症状，只是在机体处于高能量代谢的状态下，会出现大汗、烦热、口渴的症状。对于这样的血糖升高情况，中医按摩疗法有时会有比较好的疗效。什么时候采用中医按摩疗法最好呢？糖尿病及其并发症患者，在病情稳定期，是中医按摩治疗介入的最好时机。

这里我给大家推荐一个穴位——然谷。糖尿病发展到后期，大家都知道的一个症状就是下肢水肿。我们需要调动人体阳气熏蒸水气，使水湿之气蒸腾消失，肾经外涌的地部经水在然谷大量汽化，所以按摩然谷有补肾益气、温阳利水的功效。

然谷在哪里呢？这个穴位位于足部内踝前下方，足舟骨粗隆下方凹陷中。简便取穴时，取正坐或者仰卧姿势，在人体的足部里侧，脚踝内侧前斜下方二指宽处就是然谷。

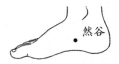

在临床上会碰见各种各样的患者。我曾经收治过一位中年男性患者，刚来就诊的时候，他没什么其他症状，就是感觉全身乏力，老是出汗，稍微动一下，全身上下就湿透了，所以出门总是在手腕上系一条毛巾拿来擦汗用。他之前没采取过正规的治疗，只是去中医门诊部开了几贴中药吃。我给他做了一系列的检查，比如血常规、尿常规、血生化、泌尿系统B超等，又询问了一下他的病史。他说上个月单位刚组织体检过，什么问题都没有，但是这次血生化提示血糖有些高，最后诊断为急性血糖升高。

当我要给他开降糖药物的时候，他坚决不同意，和我说了一大堆降糖药物的坏处，让我尽量用中医治疗。我耐心地和他解释了半天，他的血生化显示肾功能已经有轻微损害了，只吃中药拖着不行，这时候必须用降糖药物了。不是中药不管用，只是现在更适合采用中西医结合治疗。

可是，他最后还是不听我的劝告，我实在没办法，只好给他开了中药让他回去吃，并强调有什么不适立即来医院找我复诊。又过了四五天，他终于扛不住了，进门就和我抱怨，说症状一点儿都没有缓解，反而加重了，让我还是给他输液治疗吧。于是，我给他开了少量胰岛素让他静脉点滴，然后又在辨证基础上给他开了中药。

三天后，这位患者回来了，复查发现血糖降了，症状也减轻了，但是还觉得全身酸软乏力。这时我告诉他："现在可以在输液的同时，配合一些中医手段来提升人体的正气，这样能达到治疗疾病的目的。"

我手把手地教他找到身体上的然谷，然后用双手的拇指按住。这个穴位底下就是骨头，所以按起来有很强的骨质感。按的动作轻柔一些，以能够耐受为度，别太用力了，因为这个地方很容易造成皮肤瘀青。以每分钟30次左右的频率按揉，左右同时进行，按揉10分钟为宜。按完之后，再用拍法击打小腿肚子，促进局部静脉回流，活血行气。

回去之后，他按照我告诉他的方法按摩了一段时间，全身酸软乏力的情况改善了很多，这样的疗效是仅靠服用药物达不到的。

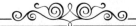

2

胰俞：有神奇降糖效果的经外奇穴

随着自我保健意识的深入人心和中医养生知识的普及，现在越来越多的糖尿病患者在使用降糖药物的同时，都会运用一些中医保健方法来控制糖尿病病情的发展和预防、延缓并发症的出现。

人体身上的有些穴位和内部脏腑直接相关，例如肺俞、脾俞、肾俞等。这节要讲的是胰腺在人体体表的直接反应穴位——胰俞。现代医学研究证明，糖尿病的发生和人体胰腺细胞有很大关系，而最有效的降糖用药——胰岛素，也是由胰岛细胞分泌的，所以胰俞对糖尿病有很好的降糖作用，降糖效果神奇。

人体大部分俞穴都位于足太阳膀胱经上，但是胰俞属于经外奇穴，位于第8胸椎棘突下旁开1.5寸（两侧均有），在膈俞与肝俞之间。胰俞与人体胰腺相联系，是胰腺气血在体表输注的位置。一说到胰腺，我估计广大读者朋友的第一个反应就是糖尿病，因为在老百姓心目中，会得糖尿病往往都是胰腺出了问题。

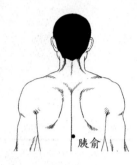

胰俞

　　按摩胰俞穴可以调节血糖，对于血糖异常的糖尿病有良好的疗效。胰俞是胰腺经气输注之处，在背部又离胰腺较近，通过经络与胰腺有直接的联系，能调节胰腺气血。当胰腺出现问题的时候，在胰俞上也可能出现相应的症状，如压痛、敏感点、硬结等，所以胰俞也可以作为诊断胰腺疾病的反应点。

　　我认识一位老奶奶，她年纪大了，有高血糖的症状，诊断为糖尿病十几年了。她平时注意饮食控制，按时、规律地服用降糖药物，但是在睡眠不佳、心情不好的时候，血糖控制得并不是很理想，总是忽高忽低的。去医院瞧了，但是医生也没有什么好办法。

　　后来我教她一个方法，就是在胰俞贴上三伏贴，然后再嘱咐其家人为奶奶按摩。没想到，竟然起到了意想不到的效果。贴三伏贴的目的是通过药物调动特定穴位上的气血，疏经通络，达到保健养生的作用。前面我介绍了，胰俞的主要作用就是调节血糖，对糖尿病患者的血糖异常有很好的疗效。

　　在此处贴敷，药力能直接渗透肌肤腠理，直达病所。此时在胰俞加上按摩手法，可以增强其疗效。因为隔着三伏贴，其中又有膏状的药物，所以按摩时无需用太大力气，以免将膏药捻出敷贴之外。只需用适当的力度按摩，让膏药紧贴肌肤，做逆时针按摩。每天在贴三伏贴和揭三伏贴的时候各做一次按摩，每次以不超过10分钟为宜。

　　后来，这位老奶奶长期坚持按摩胰俞，血糖控制得十分平稳，几年来一直在7～8毫摩尔/升浮动，犯病的次数也明显减少了。

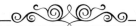

3
合谷配内庭：控制食欲，解决多食

　　"肚腹三里留，腰背委中求，头项寻列缺，面口合谷收。"这是中医的《四总穴歌》的歌诀，其中"面口合谷收"这一句中说的"口"，就和我们人体的食欲、吃有密切关系。糖尿病患者有一个典型的症状就是"多食"，可以通过按摩合谷的方式来缓解。

　　人体有一个很重要的脏腑——大肠，大量的水谷精微都在此传导，功能主传化糟粕和吸收津液。合谷作为手阳明大肠经的原穴，大肠经的气血在此汇聚，并形成强烈的水湿风气场，性温、量大、所处范围广，担当补充手阳明大肠经整条经脉气血的重任。手阳明大肠经的分支经过口嘴两旁，并且入齿，还影响足阳明胃经气血的运行输布，对人体的咀嚼功能和食欲有很大调节作用，所以按摩合谷有控制食欲、调节糖尿病患者血糖的作用。

　　此外，手阳明大肠经和足阳明胃经在对侧鼻翼旁，经气于迎香处相接，而足阳明胃经也是大阳、大热的经脉。食欲旺盛一般和胃热有关系，当胃部阳气充足，胃热炽盛，则容易消谷善饥。《黄帝内经·灵枢·经脉》中说"气盛则身以前皆热，其有余于胃，则消谷善饥，溺色黄"，这是中医中的"中消"主症。这句话的意思就是，糖尿病患者食欲过于旺盛，饮食量大，但进食后不久，胃内的食物就被腐熟排空，很容易感到饥饿。

针对这种情况，在治疗上可以加上泄胃热的方法，可以配上足阳明胃经上的荥穴——内庭。中医典籍《难经·六十八难》就有记载"荥主身热"，说明荥穴主要应用于发热证。合谷配内庭，有清泄胃热、控制食欲的功效。但是，按摩合谷配内庭并不是对所有多食症状的疗效都很好，我一般在临床上用这组配穴治疗糖尿病初期发生的饮食异常。

我们医院有一位护士长，身体一直非常棒，每天忙忙碌碌的，她一直都自嘲说"被大家当成男人用"。但她今年体检发现血糖不太好，比较高，处于诊断糖尿病的临界点。也许是情绪影响，抑或是平时太劳累了，一检查出来血糖有问题，她的食欲就发生了很大的改变，出现了多食的症状。每天去食堂吃完午饭没多久，下午一上班，她就觉得非常饥饿，总是掏出饼干和零食吃，把饥饿感给扛过去。科里的同事都劝她控制饮食，可是她说自己饿得受不了啊。

她在我们科待过好多年，知道要控制饮食。有一次上夜班的时候，就跑到内分泌医生办公室里来问我，向我求教："你临床经验丰富，看看我这种情况咋办啊！整天吃不够，一吃完就饿，血糖肯定控制不住啊。"

我记得非常清楚，当时教她的就是按摩合谷配内庭。

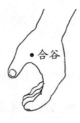

合谷位于手背，第1、2掌骨间，当第2掌骨桡侧的中点处。临床上简便取穴方法就是用一只手的拇指指骨关节横纹，放在另一只手拇、示指之间的指蹼缘

上，在拇指尖下就是合谷。

我用拇指用力地掐着她的合谷。合谷是人体的敏感要穴，饥饿的时候用力按摩会有很强的疼痛感，可以说是疼痛转移疗法吧，手上疼了，饥饿的感觉就会减轻一些。

由于内庭在脚上，我按摩起来不太方便，我就手把手教护士长按摩，先帮她找到自己的内庭。内庭位于足背第2、3跖骨结合部前方凹陷处。临床上简便取穴可采用正坐或仰卧，跷足的姿势，此穴位于脚底部，在第2趾根部，脚趾弯曲时趾尖碰到处，第2趾趾根下约3厘米处。用拇指按揉100次左右可以停下放松放松，然后换另外一边继续。每次按揉的力度要大、要深，有急症用猛药的意思。

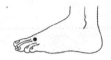

教完她之后，护士长如获至宝，每天坚持按摩两次。半个月过去了，某天我晚上值夜班，她跑到办公室里给我送了一包巧克力，说太感谢我了。我教的按摩方法非常有效，这段时间她的饮食控制得很好，不但食欲降低了，也不觉得饿了。我接过巧克力，笑着和她打趣道："以后零食都给我吃吧，反正你也吃不了了。"

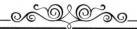

4
鱼际配中府：缓解烦渴症状的
"解渴"组穴

在我们的身上，有一组可以"解渴"的穴位，一个是鱼际，一个是中府。鱼际位于第1掌骨中点桡侧，赤白肉际处，因为此处肌肉丰隆，特别像鱼肚子，所以取名为"鱼际"。中府是手太阴肺经上的募穴，位于胸部，横平第1肋间隙，锁骨下窝外侧，前正中线旁开6寸。中府是肺脏之气输注于胸部的腧穴，肺经气血在此处汇集。肺为华盖，有通调水道、输布全身上下津液的作用，而糖尿病患者出现的烦渴症状多由肺部燥热难耐、伤津耗气引起，所以按摩中府有清泄肺热的作用，对缓解烦渴症状有一定疗效。

我曾经收治了一位以烦渴症状为主的糖尿病患者。糖尿病患者一般都会有些烦渴的表现，但是他的烦渴十分严重，给我留下了深刻的印象。他是在金融街某证券公司上班的基金经理，平时工作压力十分大。他知道自己有糖尿病，平时也吃着降糖药物治疗，血糖控制得还算理想。

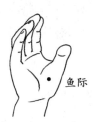
鱼际

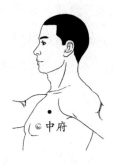
中府

他一直在我这里看病，一来二去，也和我混熟了。有一次，他火急火燎地来找我看病，我以为他就来开点儿药，没想到他说这段时间感觉到全身上下烦热不堪，用他原话形象地比喻就是"像有一个火球在体内，呼吸的时候都好像要喷火一样"。特别是鼻子和嘴唇，都呈干裂的状态，口干舌燥的感觉非常明显。为了缓解这种症状，他不自主地就会喝很多水，但是治标不治本，刚喝完不一会儿，这种症状就又出现了。

我给他复查了一下血糖，结果没有太大的异常，和平时控制的一样。我通过耐心地询问才知道，原来这段时间股市不太理想，所以很多客户不停埋怨证券公司的业务能力。他是基金经理，每天疲于应付各种各样的客户，应接不暇，加上正值接近年底冲业绩的时候，和他的饭碗相关，所以每天心急如焚，整宿整宿睡不好觉。

他长期患有糖尿病，本身体内虚耗过度，因此一下子就垮了下来，热伤阴津导致烦渴的症状尤其严重。这种情况并不是血糖异常造成的，所以西医没有什么太好的办法，这时候就是祖国传统医学大展身手的时候了。除了给这位患者开了口服中药治疗之外，我还选用了中府配鱼际按摩，手把手教给他如何操作。

中府和肺尖的位置靠得较近，所以按压的时候力度不要太大，不然会有呼吸受阻的表现。按摩的时候，用双手的拇指按揉中府，按压时指腹轻轻晃动，逐渐加大力量，直到感觉到明显的酸、麻、胀，坚持10秒钟后松开手，休息3~5秒，继续按揉。如此反复操作并配合呼吸，在向外、向上揉搓时，用鼻吸气；向里、向下揉搓时，用口呼气。连做8次，每日3次左右。按摩鱼际时，用拇指的外侧面在手掌的鱼际位置来回摩擦，有温热感即可。

通过一番治疗，过了一段时间，这位患者回来找我复诊。这次他走进诊室的时候，我看到他露出灿烂的笑容。他握住我的双手激动地说："谢谢您，医生，真是太神奇了。"我又教他在家要时不时按摩鱼际，用双手的鱼际部位互相摩擦即可，这样既能治疗烦渴的症状，又能起到预防保健的作用。他听完之后连连点头，承诺回去之后一定按照我说的继续按摩，我又给他开了两周的中药，他便心满意足地走了。

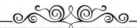

5
足三里：调节血糖又强身的保健要穴

足三里是所有穴位中最出名的一个，最主要的原因是它治疗的范围广。我在读大学本科的时候，教我们针灸的老师就说过这样一句话："足三里包治百病，临床考核的时候，碰上选穴的问答题，写上足三里肯定没有错。"这句话或许有些夸张，老师的意思其实就是为了说明足三里良好的保健预防作用。对于糖尿病患者也是一样的，足三里既能调节血糖，又能强身健体。

大家都知道足三里是一个强壮保健穴，但是很少有人知道它也可以治疗急性血糖波动，而我的亲身经历让我十分笃定足三里在这方面的疗效。

前段时间我碰见一位疑难症状的糖尿病患者，他是程序员，平时上班没日没夜的。由于家里条件不是很好，为了在北京生活，又要租房，又要担负家里的开支，所以他的生活很是不易。

可能由于太劳累、负担太重了，这段时间他感觉到体重明显下降。开始他还没有什么太大的感觉，直到他参加同学聚会的时候，班里的同学都说他瘦了许多，他才在意起来。一称体重，结果吓了自己一大跳，两个月时间减轻了三十多斤。现代人得肿瘤的非常多，因为恶性肿瘤导致的恶病质也是这种症状——短期之内体重下降非常快，所以他有些担心，赶紧来医院就诊。

我看他才三十岁刚出头，感觉得肿瘤的可能性不太大，但是为了保险起见，我也给他化验了肿瘤标记物和血糖。结果出来之后，他先是长长地舒了一口气，然后又皱起了眉头。原来他的肿瘤标记物显示是正常的，但是血糖都18毫摩尔/升了，可以直接诊断为糖尿病了。

他对糖尿病有所耳闻，知道这是个富贵病，虽然一时半会性命无忧，但是医药费用也是一笔不小的开销。因为血糖比较高了，当时我就让他办理住院手续，并且想让他直接用胰岛素控制血糖，这样能够及时、有效地控制住血糖的波动。

但是由于他的经济能力有限，加上国人思想观念的禁锢，总认为长期使用胰岛素是非常不好的，就没有同意让我使用胰岛素，而是要求我先开一些口服的降糖药控制一下，如果效果不明显再说。

我拗不过他，于是给他办完住院手续之后，在长期医嘱里用上了拜糖平等降糖药，并且一天血糖监测七次。虽然在使用药物之后血糖有所下降，但是控制得并不是很理想，总是忽高忽低的，一直处于大幅度的波动状态。刚开始我还以为是他对糖尿病这个疾病不重视、没有控制饮食导致的，后来我不断地责问他，他才非常委屈地告诉我："医生，这几天我只吃了食堂配送的低糖、低脂食物，没有吃其他任何东西。我也想尽快出院，所以尽量克制自己的食欲，饿了也不敢吃。"

面对他这种情况，我曾一度想要放弃，想给他用上胰岛素了，但我那时也是刚毕业留北京工作，能够体会到他的艰辛，于是我决定帮他一把，就试着用按摩推拿的方法给他辅助治疗。

我翻阅了很多古籍，发现古代医书里记载了一个医案，是用按摩足三里的方法治疗消渴的。我就按照平时学习的内容，决定在他的足三里上做些文章。这些都是书本上有记载的内容，但是很多读者朋友会质疑："我血糖高的时候按压足三里，怎么就不管用呢？"是大家找的位置不对？还是足三里本身的疗效有限？其实都不是，可能是方法没用对。

怎么取这个穴位呢？很简单，保持坐位，屈膝，将掌心按在膝关节的髌骨上，示指紧靠小腿胫骨前嵴外缘，四指向下伸直，中指尖所指就是足三里了。

取足三里还可以用一夫法：屈膝，将拇指以外的四指并拢，示指第2指节置于外膝眼正中，四指向下横量，小指下缘距胫骨前嵴外缘1横指处就是了。

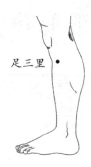

足三里

按摩足三里之前，一定要用艾灸的方法在离穴位3～5厘米的地方回旋灸一下，使局部的皮肤温度有所升高，以出现温热感为宜，然后再进行按摩。这样既能调动机体的正气，又能调动局部的气血，起到事半功倍的效果。

足三里中的"里"通"理"，"三里"指的是足三里调理人体的"升、平、降"的作用。当需要达到升的目的时，按压足三里就需要使用向上的力度；当需要达到平和稳固的目的时，就需要手指和穴位垂直，向内按压；当需要达到降的目的时，按压足三里就需要同时使用向下的力度。

通过我一段时间的细心按摩，这位患者的血糖水平终于趋于平稳。临出院的时候，他再三感谢我，并且给我送来了锦旗，夸奖我的医术高明，推心置腹地解决患者的实际问题。那是我当医生以来第一次受到患者的称赞，这更加坚定了我与人为善、救死扶伤的信念。

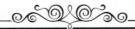

6
太渊配尺泽：清泄肺热，解决多饮口渴

糖尿病患者热伤气阴，表现为津液不足、口渴多饮，这在临床上非常多见。这个问题也可以通过推拿按摩的方法来解决。当然，糖尿病患者的病情是非常复杂的，单靠一种方法很难解决所有问题。

在临床上，很多来就诊的患者都喜欢问："医生，我是虚证，还是实证啊？"面对这样的问题，我常常觉得很无奈，因为这是个很难回答的问题。我用了大半辈子学习中医，方才对虚实有些感悟，而要在门诊短短的几分钟内和患者解释清楚，确实很难。大多数患者都会兼有虚实的症状，只是更偏向于虚，还是更偏向于实，这就要靠临床经验去判断了。

伤津口渴为主症的糖尿病患者，常存在肺热、胃热等证候。因为热伤津液才导致了津液不足，所以这里有肺热、胃热的实证表现，也有津液亏虚的虚症表现，属于虚实夹杂证，在临床上虚实的偏向需要根据具体情况而定。我们在运用推拿按摩的方法治疗时，既要控制肺热、胃热的实证，又要兼顾津亏的虚证。尺泽是手太阴肺经上的合穴，肺经传来的水液在尺泽蓄积，形成小水池，所以按摩此穴能调度水液，有清泄肺热的作用。

用尺泽配太渊治疗肺热津伤、口渴为主症的糖尿病，既能清热，又能补津，是虚实兼顾的典型配穴，在临床上经常同用，治疗虚实夹杂之证。

尺泽这个穴位在肘横纹中，肱二头肌腱桡侧凹陷处。太渊位于腕前区，桡骨茎突与舟状骨之间，拇长展肌腱尺侧凹陷中，桡侧腕区肌腱的外侧，拇长展肌腱内侧。

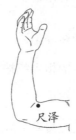

我曾经收治过一位以津伤口渴为主症的糖尿病患者，他已经退休，平时血糖控制得还不错，就是经常感觉口干咽燥。到了冬季，他经常感冒，一感冒就容易咳嗽，有黄痰，一天到晚咳不停，老伴都被他烦死了，整天骂他"咳死鬼"。

有读者朋友这时肯定会问，感冒是在寒冷的冬季，难道不应该是寒凉致病吗？但是，这位患者表现出来的症状恰恰是一派热象，例如咽干咽痛、咯痰不爽、晨起痰黄稠黏等。为什么会出现这种情况呢？原因在于冬季北方家家户户都有暖气。这位患者家里暖气给得太足了，室内温度非常高，特别是晚上睡觉的时候，北方天气干燥，这位患者不注意保湿，再加上他是糖尿病患者，所以一到冬天肺热津伤的症状就更加严重，出现肺热咳嗽的症状也就不足为奇了。

我让他回去后在自家屋内使用加湿器，没有的话，就在暖气边上放一盆水，这样做可以提高室内的湿度。房间还要每天开窗通风。我还教给他按摩推拿治疗疾病的方法，当时用的组穴就是尺泽配太渊，并且按摩时要涂抹上少许酒精，以起到发汗降温的作用。

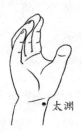

太渊

为了起到更好的疗效，我手把手教这位患者如何找到尺泽，如何在家按摩保健。我教他用自己的拇指指腹对准尺泽和太渊顺时针方向按揉，每侧按压5分钟左右，左右两边交替，每天重复按压3～5次，这样可以起到泄热行气、止咳化痰的作用。

我需要向大家强调一下太渊的按摩手法。由于太渊深陷两骨凹陷之间，所以要想取得良好的疗效，就要用拇指的指尖掐按太渊，不然根本就刺激不到太渊，力道全用在骨头上了，怎么可能会有疗效？

经过一个多月的细心治疗，这位患者的肺热症状得到了明显的缓解。再次复诊时，他已经痊愈了。我鼓励他继续按压尺泽和太渊，这样不仅能治疗疾病，还能起到保健养生的作用。

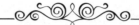

7

公孙：缓解糖尿病患者多食易饥

在临床上，表现为胃热炽盛、以多食易饥为主症的糖尿病患者并不少见，其对应的病变脏腑在中焦（脾胃）。这类患者一般吃得多，而且饥饿感特别明显，经常刚吃完正餐没多久就会感到腹中空空，也就是中医讲的多食、消谷善饥。这主要是由于胃的腐熟功能过于旺盛，导致食物排空作用明显，所以饥饿感特别明显，在治疗上当从脾胃入手。

我有一个调节脾胃功能的常用穴位——公孙。这个穴位位于足内侧缘，第1跖骨基底的前下方，赤白肉际处。公孙是足太阴脾经的络穴，又是冲脉和足太阴脾经的交汇之所。足太阴脾经和冲脉气血在此交融汇合，有利于水谷精微运化。公孙比较适合中老年人使用。

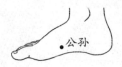

公孙

我家小区的邻居王大爷就患有糖尿病。因为我是内分泌科医生，所以他喜欢往我家里跑，串串门，和我唠唠家常，顺便问问自己的病。有一次，他老伴拉着王大爷径直冲进我家里，一进门就对我埋怨起王大爷。她说："赵医生，管管你王大爷吧，现在脾气拧着呢！明知道自己有糖尿病，还控制不住自己的嘴。刚吃完饭，就偷偷摸摸地吃东西。我说了他两次，他还不乐意了。今天去测了一个血糖，都要超过10（毫摩尔/升）了，你说我能不着急吗？"

王大爷满脸委屈地说："我也想控制，但是耐不住饿啊！总感觉肚子里啥都没有，那滋味别提了！"

王大爷有糖尿病好几年了，血糖一直控制得非常稳定，但是最近不知道怎么了，总觉得很饿，管不住自己的嘴，一天吃好几顿都觉得不过瘾。他总是偷偷摸摸地在口袋里放一些零食，美其名曰"备着防止低血糖"，其实是挨不过饿，不一会儿就全吃了。他老伴管不了了，跑到我家来，向我这个专业医生求助，让我劝劝王大爷。

了解了基本情况之后，我笑着让两位老人坐下，先安抚好他们的情绪，让他们平静下来。根据王大爷老伴的描述，我判断王大爷是典型的胃热炽盛型糖尿病，不是他不想控制住自己的嘴，而是进食是本能，是身体对于饥饿的正常反应。我心里很清楚，要想控制好王大爷的饮食，就得首先消除他的饥饿症状。

我对王大爷说："您这些问题都是脾胃功能失常引起的。我教您一个调脾胃的好方法，回去之后每天坚持做，就能控制住饥饿。"王大爷听完，连忙点头说："好！好！好！"

当时我教给王大爷的就是按摩公孙。我让王大爷把鞋脱了，沿着足内侧缘找到公孙，然后用拇指指腹轻柔、缓慢地点按公孙。在按摩的过程中，要慢慢加大力度，避免一开始就用力过猛，引起疼痛。等身体逐渐适应了，可以每按10～15

次就用手掌轻轻拍打、抚摸脚掌心，这样做可以促进血液循环，让按摩推拿的作用加倍。每天可以进行5～8次，每次不超过15分钟。

在家按摩之前，可以先用热水泡泡脚，这样效果更好，但是我要特别强调一点，糖尿病患者泡脚的时候一定要控制水温。长期的高血糖状态会造成糖尿病患者对痛觉的反应降低，对外界的刺激要比正常人慢半拍，或者反应度下降。过高的水温会导致足部烫伤，但是糖尿病患者并没有烫的感觉，反而认为水温很合适，泡得挺舒服，殊不知已经对足部造成了伤害，严重的会发展成"烂脚丫"。

王大爷学会后万分欣喜，直说感谢我教给他这么一个简便易学的健脾和胃的方法，决定回家以后经常按一按。一个月过后，王大爷老伴带了一篮子土鸡蛋来我家感谢我，说我教的方法可管用了，王大爷现在再也不偷吃了，饥饿感减轻了许多，血糖也日趋平稳。我听了也感到非常高兴。

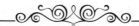

8
太溪：让糖尿病患者不再多尿、腰酸

糖尿病患者的病情是一个由轻到重、逐渐发展的过程，不同的阶段会表现出不同的证型。其中肾阴亏损证常见于久病的糖尿病患者，尤其是老年糖尿病患者。这种类型患者的主要症状以多尿为主，兼有腰酸背痛等肾虚的症状。

出门诊的时候，碰见的老年男性患者和我抱怨最多的一句话就是"最近总是腰酸背痛，腰都直不起来"。平时我们常会把男性腰酸背痛的问题和肾虚联系起来，对糖尿病患者也是如此。既然此种类型的糖尿病病位在肾，那就应该从肾论治。

中医讲的"肾"和西医讲的"肾脏"是两个概念。中医将腰府所在的部位称为"肾"，认为肾主藏精纳气和水液代谢。男性纵欲过度，肾气耗伤，肾气不足，肾阴亏虚，水液代谢失常，则出现多尿的症状。腰为肾之府，腰失所养，则出现腰酸背痛的症状。

太溪是足少阴肾经的原穴。肾经的气血本原在此发源，是肾精生成的物质基础。按摩此穴有滋阴益肾、强腰健骨的功效，对于肾阴亏损的糖尿病患者有很好的疗效。这个穴位很好找，位于足内侧，在内踝后方与脚跟骨筋腱之间的凹陷处。

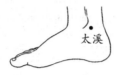

说到肾虚，有个中年男性患者让我印象特别深刻。他是某事业单位的领导，年轻的时候为了事业四处奔波、应酬，把婚姻大事耽误了，五十多岁事业小有所成的时候才结婚，娶了个刚毕业的研究生。

婚后，刚过五十的他明显感觉自己的身体一天不如一天。结婚不到半年，就感觉腰酸背痛，腰背部像是被掏空了一样，整天感觉很空虚，坐在椅子上都要用个东西垫着，不然就觉得少了些什么。而且他老是想上厕所，刚上完厕所，过一会儿又想去。作为领导，他经常要参加会议，有时候开会要几个小时，总站起来去上厕所令他感到非常尴尬。

开始时他没想到自己会是糖尿病，在泌尿外科当前列腺增生治疗了很长一段时间，症状也不缓解。后来经过熟人介绍，他到我这里来看病。问诊时，他说每次去厕所时小便量都很正常，不像别的前列腺增生患者那样有尿意却尿量不多，所以当时我就考虑他是不是得了糖尿病。果不其然，一化验血糖，他的血糖都19毫摩尔/升了。

前面说了，肾阴亏虚证一般都在糖尿病后期出现，那为什么这位患者刚检查出来糖尿病就出现肾阴亏虚了呢？其实这和疾病发现的早晚有关系。他可能早就有糖尿病了，只是一直没有发现而已。

另外，肾阴亏虚还和他的年轻媳妇有关系。老年男性纵欲过度很容易造成肾虚，所以他这段时间老觉得腰部空虚难挨。

对于这种类型的糖尿病患者，我除了会用一些降糖药物和补肾益精、强筋健骨的中成药物之外，还会教给他们中医外治方法来调理身体。于是，我给这位患者支了个招——艾灸。我点燃了一支艾条，对准他的太溪所在部位来回旋转，直到局部感觉温热。这样做一方面可以调动足少阴肾经气血，另一方面也可以活血通经、缓解腰部的不适感。

艾灸只是"前奏"，后面还需要其他中医疗法配合。我让他在椅子上坐着，抬起他的一只脚，将袜子褪去，露出脚踝，然后对太溪施治。我用的不是大家常用的指按法，而是借用了工具——刮痧板。我用刮痧板在这位患者的下肢沿着足少阴肾经自上而下刮动，到太溪的位置我还特意停顿了一下，用刮痧板用力向下按压。

大家自己操作的时候要注意，刮动时的力度不宜太大，次数也不要太多，以皮肤出现红润为宜。按压太溪以有微微的疼痛感为佳，每次按压10次左右。这一套按摩每天可以坚持做3~5次。

随着我的按摩，这位患者感觉到有一股热流从下肢往上窜动到腰部，腰部也出现了温热的感觉。其实这种感觉就是足少阴肾经的水湿之气携热上行，温润濡养腰部。

这位患者每周都会找我复诊两次，回去也坚持用我教他的办法做艾灸和刮痧。经过一个多月的治疗，他再来找我复诊时，直夸我的医术高明。现在他不但多尿的症状有所缓解，再也不用整天担心上厕所的问题了，而且感觉腰部实实的，没有原来那种空虚的感觉了。他现在走路也不像之前那样感觉像是踩在棉花上，单位的同事都说他现在走路呼呼带风，仿佛年轻了好几岁。

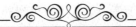

9
脾俞：提高胰腺功能有特效

　　在临床上，脾俞常用来治疗消化系统疾病，很少有人会把它和糖尿病联系起来。我在临床摸爬滚打了几十年，通过一次偶然的机会，才认识到脾俞能够提高胰腺功能的特殊作用。

　　记得有一天晚上值班，我正在吃饭，就听见一阵刺耳的电话声。电话是急诊打来的，原来120急救车拉来了一个醉酒腹痛的患者，急诊的值班医生太年轻，碰见比较难缠的患者家属一时应付不过来，就打电话向我求助。我刚走进急诊室，就看见一个浑身酒气的男性患者躺在诊疗床上，正按着自己的肚子"哎哟哎哟"地叫唤。

　　旁边的家属急得不得了，我刚进来就听见他们在喊："医生，快点，快点！"我简单地给患者做了体格检查，心中初步有了几个判断，需要做检查排查一下，就让护士抽血化验，又做了床旁B超。化验结果出来了，血清淀粉酶的数值是正常值的几十倍，表明这个患者是典型的暴饮暴食之后导致的急性胰腺炎。

我对症用了一些药物，但是患者躺在床上仍旧"嗷嗷"地叫唤。我开始没有在意，认为用上药一会儿就缓解了，没想到他一直叫个不停，家属也不厌其烦地跑来找我。实在没有办法了，考虑他既然是消化系统的疾病，那就按摩脾俞试试吧。我在患者第11胸椎棘突下旁开1.5寸处找到脾俞，并用拇指按压。大概20多分钟过去了，没想到起到了神奇的作用，患者居然不叫了，躺在床上平静了下来。

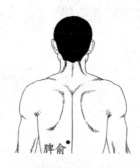

脾俞

回去之后，我一直在想，没想到按摩脾俞居然对胰腺炎有特殊的疗效。大多数糖尿病患者发病都和胰岛细胞损害有关系，那么脾俞是不是能够提高胰腺功能，用来治疗糖尿病呢？

有了这种想法之后，我翻阅了大量文献资料，发现古籍中对脾俞的记载很简单，但是有些现代研究文献有脾俞配三阴交治疗糖尿病的病例，这就更加坚定了我用脾俞治疗糖尿病的信心。

在接下来的半年多时间里，我一直给糖尿病患者推荐按摩脾俞控制血糖的方法，并且逐渐收集有效病例。通过一段时间的观察，我发现脾俞果然有提高胰腺功能的特效。有些患者反映，自从每天坚持按摩脾俞之后，血糖控制得非常稳定，比以前纯粹吃药的效果要好许多。

但是，其间也有患者说效果并不明显，后来我总结了问题所在，发现并不是按摩脾俞没有效果，而是脾俞的按摩手法有一定讲究，只有采用正确的推拿手法才能起到事半功倍的效果。下面我就和广大读者朋友分享一下我的临床经验。

中医这一行就是这样，很多东西都是要靠临床上一点一点地积累，一点一点地领悟，光靠照本宣科是没有什么用的。

脾俞作为脾气在人体背部唯一的输注点，水湿之气在此蒸腾运化，最好的按摩方法是疏通、温养、燥化，所以在按摩脾俞的时候也要讲究"微微生火"。按摩的时候，先用掌根来回摩擦脾俞，使局部有热感向内部深透，以皮肤潮红为度；再用两手的拇指指腹按在脾俞上，逐渐用力下压，按而揉之，使此处产生酸、麻、胀、重的感觉；最后用提的手法捏紧穴位处的肌肤，缓慢地向斜后方提拿。

这些全是书本上没有介绍的内容，是需要医生在临床上一点点摸索的。这些小技巧、小窍门也是中医中最宝贵的东西。有了这么一手，我们在按摩脾俞治疗糖尿病的时候，就可以根据自己的体质和健康状况调整手法了，作用是自己随便按按的三倍以上。按摩脾俞只是其中一个例子而已，人体的许多穴位都有类似的特点，需要我们共同开发、探索、利用，才能更好地发挥它们为健康服务的作用。

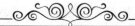

10
太白：从消化的角度助力糖尿病治疗

　　有一句现在非常流行的话——糖尿病是吃出来的。从前面所讲的糖尿病发生、发展，也可以看出糖尿病和消化之间的联系。食物进入人体的消化系统，其中的糖类分解成糖原，不能充分地被机体细胞吸收、利用、代谢，反而储存在血液中，就会造成高血糖。所以，除了降血糖之外，糖尿病的治疗可以从消化入手，这样可以起到一定的辅助治疗作用。不但可以控制饮食，还能够增强消化功能，加强血糖的吸收利用效率，从而起到降血糖的作用。

　　在中医的推拿按摩疗法中，也可以从调节消化功能入手。我每次在给糖尿病患者施治的时候，除了按摩能够直接降血糖的穴位之外，还会配上一个辅助用穴——太白，这个穴位对于糖尿病的治疗有助力作用。

　　太白是足太阴脾经的原穴，它在足内侧缘，当足大趾本节（第1跖趾关节）后下方赤白肉际凹陷处，是脾经气血供养的本源。中医认为脾主运化，水湿之气在太白吸收、转输、蒸腾，既能很好地供养足太阴脾经的元气，又能运化人体津液。所以，按摩太白穴能够调节消化功能，缓解糖尿病患者津液亏虚、烦渴难耐的症状。

前段时间有一位糖尿病患者来找我看病，她是一位中年妇女。按照她的描述，她的糖尿病就完全是吃出来的。工作二十多年来，每天都这么大吃大喝，于是慢慢就出现了糖尿病的毛病。她说单位里和她差不多岁数的同事基本上都有糖尿病。因为她的血糖数值并不太高，我就给她开了一些降糖药物，并且叮嘱她要长期吃药控制血糖。她听完之后非常不乐意，觉得长期吃药会伤害身体，所以一直对这种治疗方法有抵触情绪，降糖药吃吃停停，血糖高就吃点儿，血糖降下来就把药给停了。我劝解过她很多次，但是收效甚微。作为医生，我不能放任她的血糖控制不稳，实在没有办法了，就推荐她用推拿按摩的方法辅助治疗。

我记得非常清楚，当时我教她按摩的是对降糖有直接作用的穴位，但是两周后患者回来复诊时，反映效果并不是很明显。我想起来她是因为饮食不节制导致的糖尿病，与消化有一定关系，就在组穴中自然而然地加上了太白。

我建议她在药物治疗的同时，在用之前的穴位按摩的基础上，可以自己逆时针按压太白。这个方法非常简易实用，而且不受时间、地点限制，没事自己就可以按一按。

按摩太白时，要用拇指指腹慢慢地按压，直到有酸、麻、胀、痛的感觉，然后逆时针方向缓慢地按压，每30秒松开一下，休息10秒继续重复相同的动作。为什么要逆时针按压呢？因为脾胃长时间接受外在的刺激，已经处于虚损的状态，用逆时针的手法按压可以补充脾胃的元气，起到养生保健、降血糖的作用。

这位患者在一个多月后给我送来了锦旗，她非常高兴地说："非常感谢您教给我这个办法。这段时间我没怎么吃药，光用您教的方法按摩推拿了，效果非常好。这几次测血糖，数值都非常平稳，也不高。"我笑了笑，让她继续注意监测血糖，千万别大意了。既然效果可以，那就继续按摩太白，如果遇到血糖突然波动一定要及时就诊。

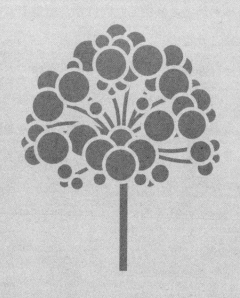